Traducción: Mª Ángeles Martínez García
Director artístico: Peter Bridgewater
Maquetación: Susaeta Ediciones S.A.
Diseñador: Alyson Kyles
Modelos tridimensionales: Mark Jamieson
Ilustraciones: Andrew Milne, Michael Courtenay
Imposición electrónica: Miguel Ángel San Andrés

© Element Books Limited
© Stewart Mitchell (texto)
© Servilibro Ediciones S. A.
Campezo, s/n – 28022 Madrid
Tel.: 91 300 91 00 – Fax: 91 300 91 18

Publicado por primera vez bajo el título:
*The complete illustrated
guide to massage*
en Gran Bretaña por
ELEMENT BOOKS LIMITED
Shaftesbury, Dorset, SP7 8BP

NOTA DEL EDITOR:
La información contenida en el presente libro
no pretende sustituir al consejo médico. Cualquier
persona que sufra una enfermedad que requiera atención
médica debe siempre acudir a un especialista
antes de someterse a una terapia alternativa.

AGRADECIMIENTOS

Un agradecimiento especial a:

Lewis Watson-Mitchell

Kate Faircliffea;
Bright Ideas, Lewes, East Sussex;
Pine Secrets, Brighton, East Sussex;
The Wilbury School, Centre for Natural Therapies,
Hove, East Sussex;
y The Plinth Company Limited, Stowmarket, Suffolk.

Tom Aitken, Philip Auchinvole,
Tony Bannister, Janine Bennett,
Glyn Bridgewater, Adam Carne,
Joseph Carrington-Griffin,
Rebecca Carver, Robert Chapel, Martin Comens,
Josie Coventry, Gail Downey, Nina Downey,
Rebecca Drury, Sonia Ellimann,
Carly Evans, Marcus Faithfull, Barbara Gallardo,
Cathy Glendinning, Rachel Gould, Sally Green,
Mary Harley, Paul Harley, Deborah Heath,
Julia Holden, Simon Holden, Chloe Hymas,
Janice Jones, M. Jones, Mette Lauritzen,
Carys Lecrass, Jeanne Lewington,
Denise McCullough, Norma McLean,
Kay Macmullan, Jack Martin,
Jan O'Boyle, Viv Payne, Jerry Phillips,
Bethany Pool, Sharon Rashand, Karen Riley,
Stephen Sparshatt, Rebecca Spruce,
Julie Spyropoulos, Paulette Stevens,
Robert Sullivan, Sheila Sword,
Helen Tookey, Samantha Tuffnell-Smith,
Derek Watts, Gabriel Whitelaw, Tony Wiles,
Sarah Williams, Monty Wilson, Rebecca Wilson
y Robin Yarnton.

Los editores desean dar las gracias
a las siguientes instituciones
por sus fotografías:
The Bridgeman Art Library;
The Hutchison Library;
The Royal Collection ©
Her Majesty Queen Elizabeth II;
The Science Photo Library;
Zefa.

Gran libro del MASAJE

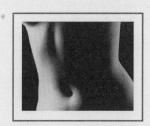

APROXIMACIÓN AL ARTE CURATIVO DEL TACTO

STEWART MITCHELL

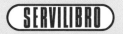

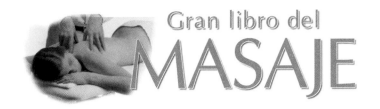

Gran libro del MASAJE

ÍNDICE DE MATERIAS

Prólogo   10
Introducción   11

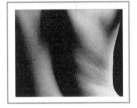

PRIMERA PARTE:

TODO SOBRE EL MASAJE

Principales tipos de masajes   15
Los beneficios del masaje   16
Los niños y el masaje   18
El masaje en la tercera edad   19
El masaje para la enfermedad   20
El masaje para las lesiones   21
Los efectos del masaje   22
Movimientos coordinados   24
Caso práctico   26
La buena forma para el masaje   28
El masaje profesional   30
El masaje en casa   33

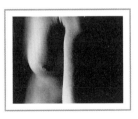

SEGUNDA PARTE:

CONOZCAMOS NUESTRO CUERPO

Anatomía del movimiento   36
    Piernas y pelvis   38
    Cabeza y cuello   39
El esqueleto   40
Los músculos   44
    Los músculos esqueléticos   46
    Músculos y lesiones   48

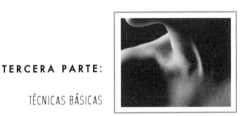

TERCERA PARTE:

TÉCNICAS BÁSICAS

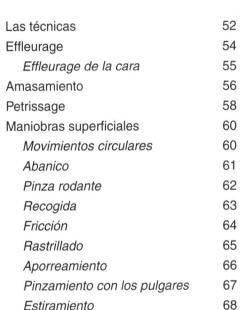

Las técnicas   52
Effleurage   54
    Effleurage de la cara   55
Amasamiento   56
Petrissage   58
Maniobras superficiales   60
    Movimientos circulares   60
    Abanico   61
    Pinza rodante   62
    Recogida   63
    Fricción   64
    Rastrillado   65
    Aporreamiento   66
    Pinzamiento con los pulgares   67
    Estiramiento   68
    Presión   69
Percusión   70
    Hachazos   70
    Percusión en ventosa   71
    Golpeteo   72
    Golpecitos con las yemas   73

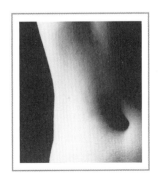

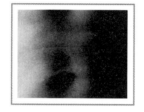

CUARTA PARTE:

EL MASAJE EN LA PRÁCTICA

Preparación para el masaje	76
El masaje	80
Postura del masajista	82
Las manos	84
Calentamiento para el masaje	86
Masaje de manos	88
Masaje terapéutico a todo el cuerpo	90
Masaje de espalda	92
Masaje de piernas	100
Masaje de brazos	104
Masaje de abdomen	106
Masaje de tórax	108
Masaje de cuello	109
Masaje de cuello y cara	111
Fin del masaje	113
Movilizar las articulaciones	114
Brazos y piernas	114
Movilización de un brazo	115
Movilización de un hombro	116
Movilización de un tobillo	117
Movilización de una rodilla	118
Movilización de la cadera	119
Movilización del cuello	120

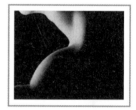

QUINTA PARTE:

TÉCNICAS ESPECIALES

Técnicas especiales	124
Aromaterapia	125
Masaje facial con aromaterapia	126
Masaje de espalda con aromaterapia	129
Shiatsu	132
Shiatsu para los hombros	133
Shiatsu para la fatiga	134
Hidroterapia	135
Para los espasmos musculares en las pantorrillas	136
Para las varices de la parte inferior de las piernas	137
Reflexología	138
Reflexología para la espalda	139
Terapia de inversión	140

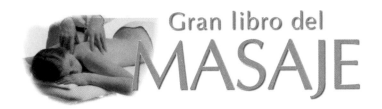

Gran libro del MASAJE

ÍNDICE DE MATERIAS

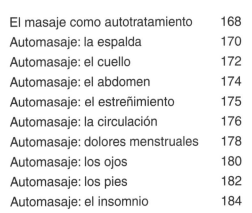

SÉPTIMA PARTE:

EL AUTOMASAJE

El masaje como autotratamiento   168
Automasaje: la espalda   170
Automasaje: el cuello   172
Automasaje: el abdomen   174
Automasaje: el estreñimiento   175
Automasaje: la circulación   176
Automasaje: dolores menstruales   178
Automasaje: los ojos   180
Automasaje: los pies   182
Automasaje: el insomnio   184

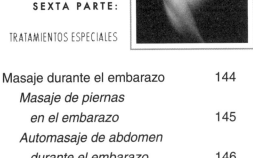

SEXTA PARTE:

TRATAMIENTOS ESPECIALES

Masaje durante el embarazo   144
*Masaje de piernas
en el embarazo*   145
*Automasaje de abdomen
durante el embarazo*   146
*Masaje de espalda durante
el parto*   147
Masaje para bebés   148
Masaje para la circulación   150
Masaje y lesiones   152
Tipos de lesiones   154
Lesiones comunes   156
Articulaciones dañadas   158
La columna vertebral   160
Problemas de la columna   162
Lesiones de músculos y tendones   164

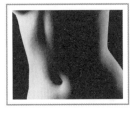

OCTAVA PARTE:

GUÍA PRÁCTICA

Direcciones útiles   188
Bibliografía   190
Glosario   192
Índice   194

PRÓLOGO

Conozco a Stewart Mitchell desde hace casi veinte años. Es un masajista con mucho talento y yo he experimentado su gran habilidad con los masajes.

Resulta alentador el hecho de que también enseñe a dar masajes, porque éstos constituyen una herramienta terapéutica que desde hace tiempo se ha descuidado y que resulta muy eficaz. La palabra alemana que designa un tratamiento médico es behandlung, *que literalmente significa «manipulación». Este término hace alusión a las propiedades curativas de las manos y sugiere la relación entre el masaje y la «imposición de manos» en las curaciones espirituales.*

Stewart ha realizado un detallado estudio de los principales aspectos y beneficios del masaje y yo me alegro especialmente de que haya investigado el papel del masaje como autoayuda y «ayuda mutua» entre familiares y amigos. En este tipo de donación el que da recibe el doble, pues se dice que los que masajean a sus amigos se sienten mucho mejor ellos mismos.

Las páginas que siguen a continuación están especialmente diseñadas para que los lectores puedan encontrar a primera vista los aspectos del masaje que les interesan especialmente. Confío en que este libro sea de gran utilidad y le deseo mucha suerte.

Dr. Gordon Latto MB CHB

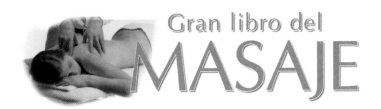

Gran libro del
MASAJE

INTRODUCCIÓN

ESTE libro explica por qué el masaje es casi indispensable para recuperar y mantener la salud. Sin embargo, en qué consiste exactamente la salud es algo que suscita una gran polémica. A menudo se nos aconseja que mejoremos nuestra salud mediante el esfuerzo personal: con ejercicio físico o modificando aquellos aspectos de nuestro comportamiento que se consideran perjudiciales. Pero este esfuerzo requiere una lucha constante, lo que está en contradicción con un estado de verdadera felicidad y bienestar. Quizá se trate de que la salud no sea un estado que deba lograrse mediante el esfuerzo personal, sino con una actitud hacia la vida.

¿Equivale la salud a un buen estado físico? La búsqueda frenética de la salud puede confundirse con el miedo a la enfermedad y con un sentimiento de culpa por nuestros hábitos «poco saludables». Tras pedir a los miembros de un grupo de introducción al masaje que dieran una definición de salud, las respuestas fueron muy variadas, desde «curiosidad» o «dos deposiciones al día», hasta «no sentir dolor» o «ausencia de conflictos». Todos coincidían en que las campañas de salud llevadas a cabo por expertos pueden resultar confusas, como sucede, por ejemplo, con el asunto de si es mejor tomar mantequilla o margarina, hacer footing o no, mantener la calma siempre o expresar nuestras emociones. El concepto de estar sano médicamente fue rechazado por el grupo por ser una definición incompleta y reducir a la persona a una suma de las partes del cuerpo. En cambio, hablando sobre cómo se siente cada uno dentro de sí mismo, surgió del grupo una imagen de salud de cuerpo y mente inspirada en los masajes. Tras un animado debate, salió la siguiente definición de salud: un cuerpo que tiene «mente propia» capaz de una expresión infinita, tanto desde el punto de vista sensual como imaginativo e interpersonal.

Para algunos, la salud está relacionada con el logro de objetivos personales y, sin embargo, muchos destacados atletas y artistas no han conseguido la salud perfecta. Quienes alcanzan grandes éxitos suelen hablar de la tensión emocional que conlleva el éxito y de las presiones que lo acompañan. En el otro extremo, los consejos que nos animan a seguir una conducta restrictiva y sana en lo que se refiere a nuestra manera de comer, beber y comportarnos en la vida no convencen a todo el mundo, pues aunque nadie niega que un exceso de grasa perjudica nuestros vasos sanguíneos, que fumar irrita los pulmones y que una preocupación constante agota los nervios, evitar estos excesos no parece un seguro contra las enfermedades.

¿Existen en realidad ejemplos de cuerpos-mentes capaces de superar el éxito y los fracasos, resistir excesos ocasionales, saber cómo mantenerse en forma y sin embargo «dejarse llevar»? Quizá nos levanten el ánimo aquellos que, al final de su vida, nos cuentan por qué se sienten tan satisfechos. No pocas veces oímos hablar de su espíritu de búsqueda y su amor por la aventura.

En este libro vamos a aprender a apreciar la salud, investigando y experimentando con el masaje. Ésta va ser una verdadera aventura: podrá reportarnos beneficios directos y tangibles, y al mismo tiempo será una agradable experiencia.

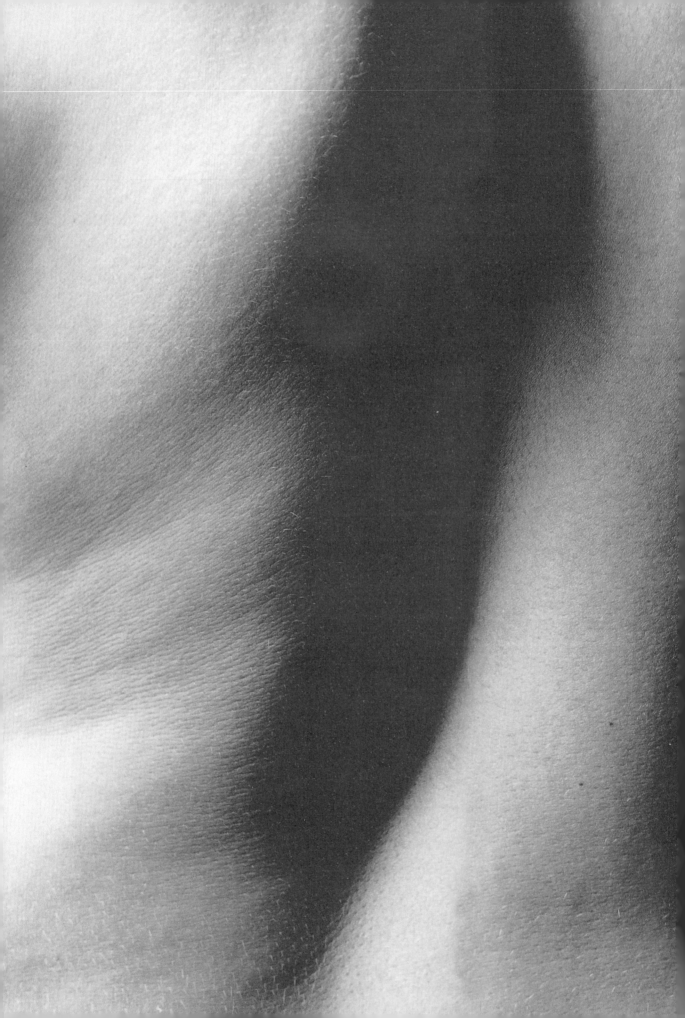

Todo sobre el MASAJE

PRIMERA PARTE

SALUD

EL SENTIDO DEL TACTO

Básicamente, el masaje es una forma muy sensible de contacto humano. Su medio es el tacto, un sentido al que los humanos son especialmente receptivos. Esta sensibilidad se desarrolla y perfecciona en la infancia, ya que entonces dependemos de que los demás nos manejen con seguridad para protegernos y guiarnos en el mundo que nos rodea, y en esta dependencia el tacto adquiere una relevancia fundamental. Puede decirse que la experiencia del masaje comienza antes de nacer, puesto que los músculos del útero dan paso al bebé a lo largo del canal del nacimiento. Después de nacer, la vida del bebé se desarrolla en una rutina táctil de abrazos y caricias. Esta repetida manipulación nos hace ver el poder del contacto humano y, cuando en la edad adulta, recibimos un masaje externo, sus movimientos evocan la seguridad que experimentábamos cuando niños.

EL MASAJE DESDE EL NACIMIENTO

Un bebé recién nacido tiene poca coordinación o tono muscular. Sin embargo, en poco tiempo es capaz de gatear, y sus movimientos no sólo desarrollan el tono muscular, sino que ayudan a que su sangre circule bien. Mientras tanto, la adquisición gradual de destreza manual le capacita para apretarse con las manos y aliviarse, y de ese modo aprende los sutiles encantos del masaje.

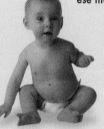

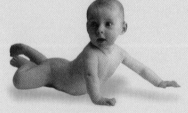

RECIÉN NACIDO
El recién nacido depende de sus padres en todos los aspectos y necesidades.

SENTADO
Cuando ya puede sentarse, sus movimientos se dirigen a objetivos más concretos.

GATEANDO
El movimiento activo desarrolla el tono muscular y la fuerza.

CAMINANDO
La coordinación plena permite al niño caminar erguido.

EL TACTO TRANQUILIZA

Mientras el bebé está en el vientre de su madre, se supone que sus sentidos están aletargados. Pero desde que nace, empieza a adquirir conocimiento sobre los sonidos, fija la mirada, reconoce olores y explora su mundo con el tacto. Al llegar a adultos solemos confiar en los sentidos más cerebrales, como la vista y el oído, pero en la infancia dependemos del efecto tranquilizador del tacto. Los estudios sobre comportamiento infantil muestran que la mayoría prefiere un tacto reconfortante a una comida. Y esa sensación de tranquilidad se puede recuperar con el masaje.

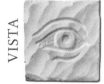

VISTA
Nuestra vista se considera el sentido más sofisticado, sin embargo, con el paso del tiempo pierde fiabilidad.

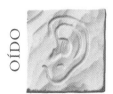

OÍDO
Dada la importancia del aprendizaje del lenguaje, el oído está muy valorado, pero puede deteriorarse con la ancianidad.

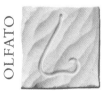

OLFATO
El mundo de los olores sufre la tendencia moderna a eliminarlos, pero puede redescubrirse mediante la aromaterapia.

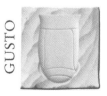

GUSTO
Este sentido registra gustos muy sutiles, por lo que la comida nos sabe extraña si tenemos afecciones respiratorias.

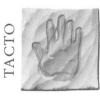

TACTO
La gente de todas las edades que recibe masajes descubre que el placer y el efecto tranquilizador del tacto siempre está ahí.

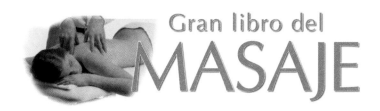
Gran libro del
MASAJE

PRINCIPALES TIPOS DE MASAJES

Existen muchas interpretaciones del masaje y cada una de ellas realza los beneficios de una técnica o estilo concretos. Hay dos categorías principales: la oriental y la occidental. Los estilos orientales tienden a ser estimulantes y emplean presiones directas y focalizadas. Los occidentales se ocupan más de tranquilizar y calmar al paciente. La base del masaje es bastante distinta en cada cultura. Aunque en oriente se acepta la anatomía formal, los masajistas de allí utilizan teorías poco convencionales para explicar las interacciones entre el cuerpo y su «propietario». Por tanto, mientras que un terapeuta occidental habla del hígado como un órgano del cuerpo, el oriental se refiere a la energía que organiza el hígado, y utilizará el masaje para ajustar ese sentido de la energía en lugar de tratar el órgano aisladamente.

MASAJE OCCIDENTAL	MASAJE ORIENTAL
MASAJE SUECO EUROPA	AYURVEDA INDIA
ESALEN CALIFORNIA	TUINA CHINA
AROMATERAPIA ANGLOFRANCÉS	LOMI-LOMI HAWAI
MASAJE HOLÍSTICO	SHIATSU JAPÓN

MASAJES INNOVADORES	FISIOTERAPIA
TÉCNICA DE BOWEN BOWEN	SUCCIÓN CON VACÍO PARCIAL EFFLEURAGE
POLARIDAD RANDOLPH STONE	GIRADOR AMASAMIENTO
ROLFING IDA ROLF	ULTRASONIDOS PETRISSAGE
REFLEXOLOGÍA BAILEY	VIBRADOR PERCUSIÓN

ESTILOS INTEGRADOS
Ambos enfoques tienen valor y muchos terapeutas masajistas han integrado las influencias orientales y occidentales formando estilos nuevos de masaje. Algunos probablemente son el reflejo de una reacción contra la tecnología, dado que con frecuencia hacen hincapié en los aspectos emocionales del tratamiento. La reflexología es probablemente el más conocido.

Hoy en día, se puede disfrutar igualmente de un masaje chino tradicional en Londres que recibir un tratamiento de ultrasonidos en Beijing: tal es el interés universal por el masaje.

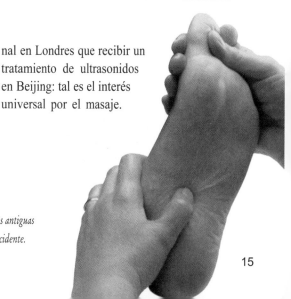

REFLEXOLOGÍA
Las técnicas de reflexología se practicaron durante las antiguas civilizaciones chinas y se han perfeccionado en Occidente.

SALUD

LOS BENEFICIOS DEL MASAJE

Los beneficios del masaje son muy numerosos. El masaje se puede utilizar para preservar la salud y atenuar la enfermedad; puede funcionar en conjunción con terapias ortodoxas y complementarias, y es en sí mismo una actividad sana y placentera. A medida que crece la popularidad del masaje, aumentan también sus usos: desde aliviar las molestias del parto hasta proporcionar apoyo emocional a quienes envejecen prematuramente y a sus familiares cercanos.

En la India, el masaje es algo indispensable y se considera beneficioso desde la cuna hasta la sepultura. En Japón, la gente a menudo se despierta con la voz del masajista de shiatsu, que llama casa por casa preguntando: «¿Shiatsu hoy?»; entonces cada miembro de la familia puede disfrutar durante diez minutos del efecto reconfortante del tratamiento. Por todo el mundo, el masaje se emplea como preparación para la cirugía y para los ajustes manipulativos de la quiropráctica, y también como terapia postoperatoria. En Estados Unidos se utiliza en programas de control del estrés y se ha descubierto que el acto de efectuar un simple masaje reduce también el estrés de las personas que lo efectúan.

BENEFICIOS FISIOLÓGICOS

Los beneficios del masaje como terapia de las lesiones han sido siempre apreciados en los deportes, pero durante los últimos años su uso se ha desarrollado y extendido. El masaje forma ahora parte de una actitud inteligente que abarca la prevención y no sólo la cura de los atletas. Su importancia como medio de combatir el estrés de los deportes de competición lo ha convertido en un elemento primordial en los planes de entrenamiento y puesta a punto.

El valor del masaje como terapia para una serie de afecciones leves se ha demostrado con su aplicación en los viajes aéreos de larga distancia. Aunque en algunos aspectos los viajes modernos son menos duros que en tiempos pasados, pueden producir síntomas como deshidratación, indigestión, rigidez y desorientación. El masaje puede ayudar en todos estos casos. Existe una compañía aérea que ofrece una terapia de vuelo en la que los pasajeros reciben masajes faciales, de los pies o de las manos. Se les aconseja además que efectúen unos movimientos relajantes muy sencillos. Otra compañía aérea ha creado un asiento con masaje incorporado, que estimula intermitentemente la postura pasiva durante el vuelo. Los pasajeros han declarado que estos tratamientos sin duda reducen el efecto de los desfases horarios, especialmente si se combinan con descanso y otros masajes poco después de la llegada.

BENEFICIOS PSICOLÓGICOS

Una de las muchas ventajas del masaje es que sus beneficios terapéuticos no se obtienen sólo con tratamientos profesionales. Un masaje espontáneo proporciona también la oportunidad de ayudar a nuestros familiares y amigos.

Parece algo instintivo apretar los hombros de un amigo cansado o nervioso, y acariciar la frente de un niño asustado. La mayoría de la gente sabe lo que es estar en tensión y esto puede servirnos de orientación cuando efectuamos un masaje sin instrucción. Para quienes consideran algo natural el tender una mano de ayuda a los demás, no resultará difícil convertir un intento de aproximación en un intercambio duradero y beneficioso tanto para el que da como para el que re-

TERCERA EDAD

Las personas de la tercera edad pueden beneficiarse psicológicamente del íntimo contacto del masaje.
Un tratamiento regular ayuda también a la circulación y reduce el riesgo de tensión muscular.

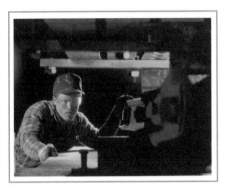

EN EL TRABAJO

La mayoría de la gente sufre estrés en el trabajo, y muchas profesiones crean tensión física. El masaje proporciona una terapia muy valiosa para ambos tipos de problema.

PADRES

El masaje ayuda a hacer frente a las preocupaciones que causa el cuidado de los niños, así como a las tensiones propias de los padres.

cibe. La experiencia y un poco de conocimiento sobre cómo funciona el masaje pueden transformar un toque instintivo en un precioso don.

Se ha comprobado que el masaje puede ayudar en la comunicación entre socios o compañeros cuando se agotan las formas de relación verbal. El masaje puede crear un espacio emocional al reducir la intensidad del conflicto y proporcionar un tiempo para calmar las cosas sin eludir los problemas reales. La poderosa comunicación no verbal del masaje permite a los amigos tratar sus problemas sin que se produzca necesariamente una confrontación directa o no deseada.

LOS MAYORES BENEFICIOS

Disfrutar y apreciar los beneficios del masaje requiere una receptividad física, así como la voluntad de sacar partido a nuestro cuerpo. A través de la historia, ciertos códigos religiosos de conducta han exigido a las personas un dominio y control de sí mismos en todas las situaciones, y estos preceptos han calado hondo en nuestra cultura. Como consecuencia de ello, algunas personas se encuentran bloqueadas ante el placer del masaje debido a sus propias inhibiciones físicas. Por suerte, la naturaleza ha dispuesto que los beneficios del masaje, una vez experimentados, se conviertan en algo atractivo e irresistible.

NIÑOS

Los niños suelen disfrutar mucho con los masajes, y éstos les ayudan a aliviar las molestias de las enfermedades infantiles. El valor del masaje como medio de reducir la ansiedad de los jóvenes está muy reconocido.

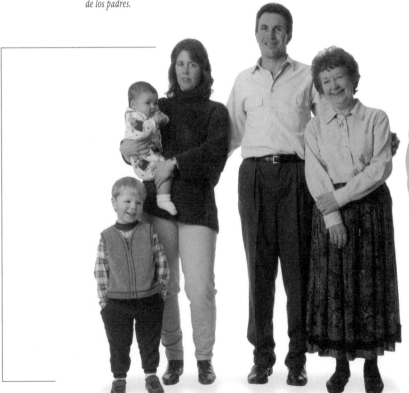

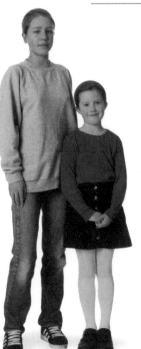

SALUD

LOS NIÑOS Y EL MASAJE

Los niños conocen por vez primera el masaje dentro del útero con los movimientos del cuerpo de la madre, los cuales culminan con las contracciones que impulsan al bebé hacia una vida independiente. Ésta podría ser una analogía válida para un tratamiento de masaje, en el que el cuerpo es presionado y manipulado por las manos del masajista antes de dejarlo en libertad frente a las tensiones de la vida. Solemos pensar que estas tensiones son propias de los adultos, pero tienen su origen en la niñez.

Los beneficios del masaje informal pueden disfrutarse desde el nacimiento. Algunos bebés que han nacido prematuramente reciben masajes formales, ya que se ha demostrado que esto reduce su tensión y acorta su estancia en el hospital.

A medida que los niños crecen se efectúan con frecuencia masajes espontáneos en la familia, como cuando un niño le muestra a su padre o madre dónde debe frotar tras una caída. Por desgracia, algunas veces esta petición es denegada con la excusa de que el niño debe ser valiente, lo que lleva al niño a reprimir sus emociones. Esta represión le puede causar problemas en el futuro, cuando el individuo no logra relacionar los síntomas físicos con los psicológicos.

Los masajes benefician a los niños dándoles una primera solución, sin medicamentos, para dolores comunes. Dado que la mayoría de las enfermedades infantiles producen malestar, el masaje ofrece una forma sencilla y útil de hacer que el niño se sienta lo mejor posible.

La eficacia de los masajes en los niños se ha estudiado en distintos casos. Uno de estos estudios observó los efectos que producían los masajes en un grupo de adolescentes trastornados que residían en una institución. Para relajarles, se asignó un tratamiento de masaje a la mitad del grupo, elegido al azar, mientras que la otra mitad podían elegir una película de vídeo. Las hormonas del estrés que contenían las muestras de sangre obtenidas al final del estudio demostraron que los masajes habían dado mejores resultados.

Los niños con necesidades especiales responden bien al masaje. Éste proporciona un método de establecer contacto y de disminuir el desequilibrio físico y afectivo del niño. Más aún, dado que tales niños con frecuencia requieren otros tipos de tratamiento, el masaje ayuda a desarrollar la receptividad con vistas a otras terapias.

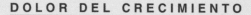

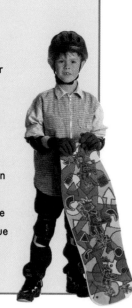

DOLOR DEL CRECIMIENTO

El desarrollo del cuerpo puede causar molestias, desde dolor de pies hasta encorvamiento de los hombros. Un masaje empático ayuda a crear un espacio físico y emocional para el crecimiento.

EL CAMPO DE JUEGO

Aunque los cuerpos más jóvenes son muy elásticos y resistentes, no deben ignorarse las pequeñas lesiones. El masaje proporciona las condiciones idóneas para un descanso eficaz y una recuperación rápida, con el fin de que el problema no se repita más adelante. La lesión más común es la que se produce en el cuello, por deportes en los que se producen golpes y caídas de cabeza y sobre los hombros.

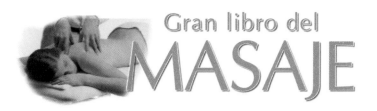

EL MASAJE EN LA TERCERA EDAD

El masaje es especialmente valioso como terapia para los problemas relacionados con el envejecimiento. Un masaje regular proporciona confianza y ayuda a emprender nuevas actividades de ocio, además de disminuir las tensiones y evitar posibles lesiones. Durante períodos de enfermedad o achaques, el masaje es un apoyo esencial, que alivia las presiones y mejora la circulación. También ayuda a disminuir la sensación de aislamiento físico que a menudo acompaña al hecho de envejecer.

A veces, empleamos la expresión «hacernos viejos», aun cuando el envejecimiento se considera un proceso de degeneración más que de «acción». Los dolores, la creciente rigidez y la disminución de las fuerzas pueden hacer que la edad avanzada parezca un estado vulnerable de debilidad y fragilidad. Existe la creencia de que los cuerpos se desgastan con el uso y, sin embargo, el hecho de que muchas personas activas sigan estando sanas en la tercera edad indica que la actividad ayuda a mantener el cuerpo.

En realidad, existen indicios de que tratar de preservar el cuerpo no usándolo produce el efecto contrario. Los análisis de los factores que causan ciertas afecciones propias de la edad, como la osteoporosis, indican que la falta de uso de los huesos puede ser tan perjudicial como un uso excesivo. Del mismo modo, la piel conservará un aspecto más saludable si se la fricciona y estira con regularidad que si se la protege excesivamente.

Un masaje cuidadoso puede proporcionar esta estimulación y ayudar a las personas a mantener y aumentar su vitalidad. Obviamente, la gente que ya se encuentra en condiciones degenerativas debe ser tratada con un cuidado especial pero, en general, los cuerpos de los ancianos se benefician del masaje lo mismo que los demás. En todo caso, el tratamiento debe ser más vigoroso, pues en la práctica se estima que cuanto más viejo es el cuerpo, mayor presión requiere.

Los beneficios psicológicos del masaje en las últimas etapas de la vida están claros. La pérdida de intimidad y una sensación de aislamiento, entre otros, producen cierta incertidumbre sobre el futuro. Dado que el miedo tiende a crear rigidez, los movimientos del masaje ayudan a romper el ciclo de la tensión física y psíquica.

HAY QUE ESTAR EN FORMA

Un cuerpo de muchos años puede tener menos capacidad para calentarse antes de realizar actividades. Un masaje regular proporciona el buen tono y la relajación necesaria para que los mayores continúen realizando sus actividades favoritas.

FALTA DE CONTACTO

Aunque resulta tentador suponer que los mayores sufren una falta de contacto físico, también es importante el hecho de que, muy a menudo, son incapaces de tocar a otros. Esto lo demuestran estudios realizados a personas a quienes les gusta acariciar animales de compañía y las reacciones de satisfacción de personas mayores que viven solas y que dan masajes en talleres.

SALUD

EL MASAJE PARA LA ENFERMEDAD

Los sistemas tradicionales de asistencia sanitaria de todo el mundo reconocen que el masaje puede ayudar mucho en el tratamiento de las enfermedades. En la India, por ejemplo, no es raro ver a los niños masajeando las piernas de sus padres en los hospitales. Durante muchos años, el masaje ha sido ignorado por la medicina ortodoxa de Occidente, pero hoy en día cada vez más médicos reconocen las posibilidades terapéuticas del masaje, especialmente en las enfermedades propias de la civilización en las que se sabe que el estrés es un factor importante. En muchos casos, los tratamientos ortodoxos han logrado un éxito limitado, mientras que las terapias holísticas que incluyen el masaje han aportado una ayuda considerable.

Las enfermedades tienen dos aspectos distintos: la enfermedad «aguda», que se refiere a un estado activo o regenerador, y la enfermedad «crónica», caracterizada por un proceso degenerativo. La influencia estimulante y reconfortante del masaje tiene mucho que ofrecer en ambos casos, ayudando a aliviar la condición de enfermedad aguda y reduciendo el trastorno emocional asociado con los estados crónicos.

Existen circunstancias en las que un masaje de todo el cuerpo puede ser inapropiado, pero raramente excluyen por completo el masaje. Los estudios realizados en centros donde la gente sufre enfermedades terminales prueban que, incluso en estas circunstancias, cierta forma de masaje es del todo beneficiosa.

El masaje es muy valioso durante las enfermedades debido a que reconoce que estar enfermo implica un desorden neurológico. El término «estar enfermo» es otra manera de expresar que el cuerpo se encuentra bajo el dominio de los nervios simpáticos, es decir, la parte del sistema nervioso autonómico que gobierna la respuesta del sistema ante las irregularidades. La actividad de los nervios simpáticos se asocia también con el miedo y la angustia, y por eso la más simple manifestación de enfermedad suele asociarse con trastornos emocionales.

Los casos extremos como éste se describen a veces como condiciones psicosomáticas, en las que el temor que se produce y la causa que lo provoca se alimentan mutuamente creando un círculo vicioso.

El masaje puede interrumpir este ciclo y aliviar la tensión de la enfermedad moderando la actividad de los nervios simpáticos y favoreciendo la actividad de los nervios parasimpáticos, que tienen un efecto relajante. Esto aumenta la tolerancia del paciente al dolor, lo cual es un buen indicador de la recuperación, y permite al paciente poder recuperar la salud por completo.

LA ENFERMEDAD COMO INCOMODIDAD

Estar enfermo supone una sensación de incomodidad y reducir esa incomodidad forma parte del proceso de recuperación. Ahí es donde puede ayudar el masaje. Éste disminuye las molestias del proceso inflamatorio que acompaña a la enfermedad desviando el suministro de sangre, efecto que se consigue también cuando frotamos los pies fríos durante un dolor de cabeza. Puesto que hay sólo una cantidad limitada de sangre circulando por nuestro cuerpo, estimular una parte producirá una gran afluencia de sangre hacia ella; como consecuencia, las áreas congestionadas quedarán aliviadas de la presión.

LA ENFERMEDAD COMO DESORDEN

El intento de clasificar la enfermedad como algo que pertenece o bien al cuerpo o bien a la mente dio origen a disciplinas separadas de medicina física y psiquiátrica. Los síntomas orgánicos van casi siempre acompañados de aflicciones psicológicas, y los problemas emocionales raramente se producen sin manifestaciones físicas.

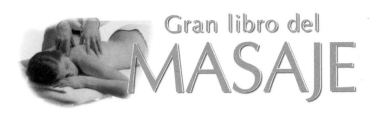

Gran libro del
MASAJE

EL MASAJE PARA LAS LESIONES

La influencia del masaje en la circulación sanguínea ayuda mucho a aliviar el dolor después de accidentes o lesiones. En caso de lesiones graves, el dolor puede ser mayor durante la fase de recuperación que inmediatamente después del accidente y se suele asociar con una vuelta al funcionamiento normal. Un masaje vigoroso del miembro opuesto al lesionado, o de las extremidades inferiores en el caso de lesión de la parte superior del cuerpo, alivia la presión sin poner en peligro el proceso de curación.

Una lesión causa una alteración del tejido interrumpiendo su funcionamiento normal. Se acompaña de dolor, hinchazón e inflamación. El dolor hace tomar conciencia del emplazamiento de la lesión y así se evitan movimientos que la puedan perjudicar. El aumento de circulación en el tejido lesionado es responsable de la hinchazón, que ayuda también a inmovilizar la zona dañada. La inflamación produce una elevación de la temperatura local que ayuda a destruir los desechos del interior de la lesión. Un masaje apropiado ayuda a atenuar estas respuestas de forma que las lesiones se soporten y curen más rápidamente.

La sangre que es atraída hacia una lesión es más espesa de lo habitual debido al aumento de la actividad de los glóbulos blancos. El sistema linfático también se moviliza para suministrar un desinfectante acuoso que protege al cuerpo de la contaminación externa. No conviene reducir la hinchazón resultante de manera artificial, ya que contiene ingredientes curativos. Elevar la parte lesionada por encima del nivel del corazón suele ayudar a que el estado de congestión sea más tolerable; mientras tanto, unas suaves maniobras de masaje, por encima y por debajo de la lesión, ayudan a mantener un drenaje eficaz.

La respuesta inflamatoria es necesaria para ayudar al cuerpo a deshacerse del tejido que se desintegra. Sin embargo resulta molesto y la mejor forma de aliviar esta molestia es con el empleo de hidroterapia de enfriamiento. El calor de la inflamación pasa a una compresa fresca y su efecto sobre los nervios situados en los vasos sanguíneos es muy calmante.

MASAJE Y RECUPERACIÓN

Resulta tentador suponer que una lesión ha sanado cuando deja de doler. De hecho, el indicador más fiable es la hinchazón. Un uso prematuro de una parte lesionada aumentará la hinchazón lo que demuestra que se está perturbando el proceso curativo no finalizado. Un uso continuo de la parte lesionada invertirá el proceso de recuperación, y esto se hará evidente con el regreso del dolor.

Aunque una persona lesionada sienta la necesidad de volver a su actividad normal lo antes posible, el descanso y la serenidad son tan importantes como el ejercicio específico. La idea de que esta persona debe hacer ejercicios enérgicos para asegurar su recuperación no es más válida que la teoría de que debe comer en exceso para mantener sus fuerzas. Los programas de ejercicios que requieren un esfuerzo casi heroico están basados en el miedo y son innecesarios. Los ejercicios pasivos, activos y de resistencia que completan un masaje de cuerpo entero son suficientes para aportar la flexibilidad, fuerza y coordinación necesarias en la fase de recuperación.

LOS EFECTOS DEL MASAJE

Cuando se ha tenido cierta experiencia con los métodos del masaje, uno se da cuenta de por qué el masaje goza de una merecida reputación como terapia. El masaje terapéutico es eficaz por ser probiótico; ayuda al funcionamiento normal del cuerpo y proporciona una válvula de escape emocional para reducir la ansiedad que provocan los problemas de salud. Sin embargo, cuando damos permiso a alguien para masajearnos, no lo hacemos a la ligera, sino que se establece una situación de confianza y cooperación que permite a las maniobras del masaje aliviar las molestias.

Los efectos beneficiosos del masaje comienzan por su influencia en los tejidos musculares del cuerpo. Una hábil manipulación de los músculos favorece la circulación de la sangre y del líquido linfático, estimula los órganos que intervienen en de la digestión y mejora la actuación de los pulmones y de la piel. A medida que los músculos mejoran su tono, mejora también la conducción nerviosa y su retorno a la médula espinal y al cerebro.

El masaje puede influir en el funcionamiento rítmico del cuerpo, por lo que es especialmente efectivo en el tratamiento de afecciones causadas por la complejidad de la vida moderna. Las enfermedades cardiovasculares, por ejemplo, están muy ligadas a factores personales y ambientales, y el masaje ha demostrado ser una valiosa terapia, incluso en las fases más avanzadas de las enfermedades del corazón. Se emplea de manera regular en el proceso de rehabilitación después de un paro cardíaco.

Casi todo el mundo opina que el masaje le proporciona una mayor conciencia de su cuerpo, eleva sus niveles de energía y aumenta su bienestar. Esto se logra centrándose en la totalidad de la persona de una forma suave y persistente, para proporcionar una nueva perspectiva de los problemas, independientemente de que éstos tengan una base física o psicológica.

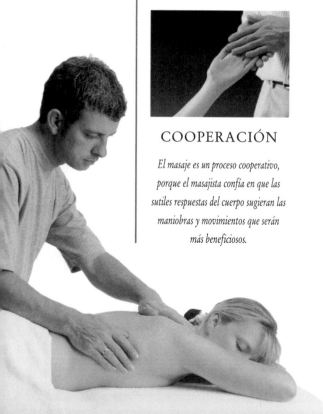

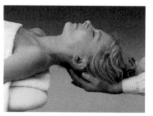

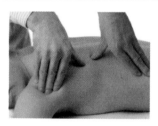

COOPERACIÓN

El masaje es un proceso cooperativo, porque el masajista confía en que las sutiles respuestas del cuerpo sugieran las maniobras y movimientos que serán más beneficiosos.

CONFIANZA

Puesto que el masaje es una terapia íntima y potencialmente placentera, es esencial una confianza mutua. Esta relación se plantea en términos psicológicos, pero en el masaje se establece por el contacto físico, que hace que el cuerpo del receptor se sienta seguro e inspire confianza al masajista.

CONTACTO

Resulta paradójico el hecho de que mientras la piel funciona como una barrera física para las infecciones, también actúa como un receptor del contacto muy sensible: nos proporciona la sensación por la cual apreciamos las maniobras del masaje. Sin embargo, permitir el contacto con las defensas de la piel puede parecer una intrusión. La eliminación de esta barrera psicológica es esencial para que el masaje surja efecto.

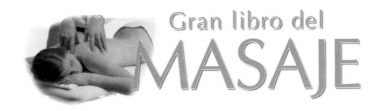

BENEFICIOS CLAROS DEL MASAJE

EL SISTEMA NERVIOSO

Los nervios son grandes comunicadores y aprecian las conversaciones que tienen lugar durante el masaje. Los doloridos se calman con la monotonía de los toques suaves, mientras que a los cansados se les ayuda a descansar con el arrullo de los apretones rítmicos. El masaje tranquiliza los «nervios atrapados»; en realidad no lo están pero se sienten atrapados.

LOS PULMONES

Los movimientos del masaje eliminan la tensión del pecho, hombros y abdomen y permiten respirar. Unas maniobras de percusión, especialmente a los lados del pecho, despejan las vías respiratorias. Este masaje ayuda en los reajustes emocionales.

DIGESTIÓN

El efecto más profundo del masaje en el sistema digestivo es aliviar las tensiones que impiden la digestión. El masaje digestivo es un buen autotratamiento; comienza por la lengua y encías por la mañana y se completa con un masaje en la parte baja del abdomen antes de dormir. Unas maniobras hacia los órganos digestivos estimulan el peristaltismo (masaje espontáneo de los intestinos).

PLACER

El masaje se convierte en un placer cuando el cuerpo acepta que no es perjudicial, y hace tiempo que se reconoce que las agradables sensaciones que produce son una manera eficaz de combatir el dolor. El placer del masaje llega al punto en que tan importante es para el masajista aprender a terminar un masaje como saber efectuarlo.

LAS EMOCIONES

Las emociones no expresadas a veces se contienen en músculos hipertensos, y por ello se pueden tratar directamente mediante el masaje. Es sabido que los músculos de los hombros son un depósito de la tensión disfuncional. Los movimientos del masaje proporcionan una contrapresión que disipa la tensión y la convierten en energía.

EL CORAZÓN

El corazón es un vaso sanguíneo dilatado que genera y mantiene la presión necesaria para que la sangre circule por el cuerpo; así, la influencia directa de los masajes sobre las arterias es muy positiva. La presión nerviosa en el corazón se reduce mediante un masaje en el cuello, que regulariza los latidos del corazón.

LOS MÚSCULOS

Los músculos se tonifican mediante el masaje, el cual estimula sus reflejos y redistribuye su tensión. Esto les permite contraerse con eficacia y de forma coordinada. Las maniobras que calientan y los estiramientos que enfrían son la mejor preparación para la actividad y el descanso.

LESIONES

Tras una lesión, un suave masaje corporal transmite tranquilidad. Las maniobras suaves reducen el dolor al aliviar la congestión del proceso curativo. Más tarde, un masaje de fricción cerca de la zona lesionada acelera la recuperación.

23

MOVIMIENTOS COORDINADOS

El movimiento suele considerarse una señal de vida y ciertamente es un indicativo de buena salud. Esto es verdad no sólo en lo que se refiere a la velocidad o la fuerza, sino sobre todo en lo que respecta a la coordinación: un cuerpo bien coordinado se siente tan bien como aparenta. La coordinación es la base de toda habilidad mecánica y, por tanto, es esencial en nuestra vida, pero tendemos a subestimarla en comparación con las funciones del cerebro y del sistema nervioso. Merece toda nuestra atención.

Algunos de los movimientos más complicados que efectuamos se producen en el interior de nuestro cuerpo. Son inconscientes y escapan a nuestro control; es el caso de la circulación de la sangre y la propulsión de los alimentos en los intestinos.

Como contraste, tenemos que aprender la mayor parte de las habilidades mecánicas, aunque con el tiempo las realizamos de una manera casi inconsciente. Esto significa que nuestros movimientos, generalmente bien coordinados y apa-

rentemente realizados sin esfuerzo, pueden volverse torpes si estamos cansados o nerviosos. ¿Cuántas veces no hemos visto el último escalón de una escalera o nos hemos tropezado con alguien llevándonos un susto? Nunca nos felicitamos por los pequeños logros y sin embargo nos indignamos cuando fallamos; damos por sentada nuestra habilidad de movimientos. Sólo apreciamos nuestra movilidad cuando la perdemos.

La dimensión mecánica de nuestro cuerpo es obvia y, sin embargo, pocos

son los adultos que aceptan de verdad el funcionamiento de su cuerpo. Para los niños, en cambio, tener un cuerpo es algo divertido. Durante la infancia, nuestras actividades están llenas de sorpresas; incluso nuestros errores, como que se nos caigan cosas al suelo o tropezar con algo, suelen ser divertidos. Siendo niños no sentimos vergüenza por ello, pero de adultos pensamos que tenemos algo que perder al cometer un error. El precio de esta tensión es un menor sentido del humor.

MOVIMIENTOS INVOLUNTARIOS

Son acciones musculares ya programadas, a diferencia de las que aprendemos después de nacer. Se puede intentar ejercer un control sobre algunas acciones inconscientes, como mantener la respiración, pero no durante mucho tiempo.

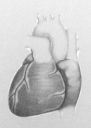

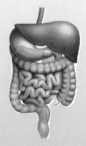

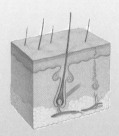

CIRCULACIÓN

Sin ninguna ayuda consciente, el corazón bombea la sangre a una velocidad uniforme. El flujo sanguíneo puede alterarse automáticamente en función de la demanda.

APARATO DIGESTIVO

En cada fase del proceso digestivo se producen movimientos involuntarios, ya que los alimentos que ingerimos son impulsados a través del aparato digestivo mediante contracciones musculares regulares: las peristalsis.

PIEL

La piel regula la temperatura corporal con movimientos involuntarios de músculos que aumentan la actividad de las glándulas sudoríparas o ponen los pelos de punta.

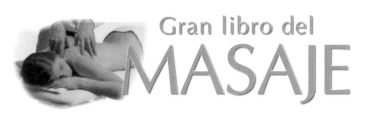

MOVIMIENTOS DE EXPLORACIÓN

Como ejercicio, intente gatear alrededor de la habitación, tal y como hacía cuando era niño, o compruebe cuánto tiempo puede permanecer apoyado sobre un solo pie. ¿Cómo se siente? ¿Está incómodo, le da miedo o le produce una íntima sensación de alivio de la tensión que supone ser un adulto? ¿Qué le parece la idea de conocer su cuerpo? ¿Le produce una sensación extraña o es algo así como volverse a encontrar con un viejo amigo? Tómese tiempo para reconocerse y revivir viejos recuerdos, pues esta intimidad es fundamental para comprender cómo funciona el masaje.

A LA PATA COJA

Apóyese sobre un solo pie. ¿Cuánto tiempo puede resistir antes de empezar a temblar o a reírse sin poder parar? ¿Qué es lo que le produce tanta risa? ¿Por qué ha de sentirse ridículo divirtiéndose con algo tan importante como la coordinación que le permite permanecer de pie?

A CUATRO PATAS

¿Recuerda cómo se veía el mundo desde esta postura? Pruebe ahora. Imagínese que es un niño de nuevo y trate de recordar esa sensación de puro placer físico que produce el estar vivo y que parece perderse cuando uno se hace adulto.

LA FUNCIÓN DE LAS MANOS

Mírese las manos con detenimiento y muévalas despacio. En lo que se refiere a su estructura, las manos son algo extraordinario pues tienen la capacidad de realizar una enorme variedad de tareas que requieren fuerza y precisión. Curiosamente, tienen pocos músculos: si movemos los dedos al tiempo que miramos el antebrazo, observaremos que los dedos son accionados por los músculos del brazo. Si éstos estuviesen situados en las manos, su constante movimiento haría que crecieran demasiado y no pudieran realizar manipulaciones delicadas. Las manos poseen una gran capacidad para sentir, pues están dotadas de más terminaciones nerviosas que otras partes de la piel. Solemos confiar mucho en la vista, pero nuestros ojos dependen de las manos para confirmar la realidad.

¿Cómo se explica que podamos abrir el pomo de una puerta sin que el cuerpo tenga que dar una voltereta lateral?

25

GUÍA DE

CASO PRÁCTICO

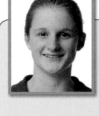

Nombre: Laura
Edad: 25 años
Circunstancias personales:
Casada; 2 hijos
Historial médico: Ninguna operación ni medicación regular; analgésicos a veces
Presenta: Problemas con las rodillas desde hace mucho tiempo
Remitido/a por: Su padre, un estudiante de la Escuela de masaje
Notas • Mentalidad activa y atlética; desea mantenerse en forma
• Personalidad positiva

Este caso demuestra la ventaja de considerar los problemas mecánicos desde la perspectiva más amplia de la terapia del masaje. Los terapeutas del masaje saben que raramente una parte del cuerpo sufre de manera aislada. El cuerpo se desarrolla como un sistema integrado y esto significa que el dolor algunas veces es remitido de una zona del cuerpo a otra, y que la función de una zona dañada muchas veces se mantiene por una compensación indirecta de estructuras relacionadas.

En el caso de Laura, su cuerpo estaba tratando de aliviar una compleja tensión transfiriéndola a un emplazamiento más claro donde pudiera ser liberada. Se le había diagnosticado un problema local y se convirtió en el objeto de una interpretación patológica.

PRIMERA SESIÓN

Laura padecía dolores muy fuertes en las rodillas desde la adolescencia. Había recibido tratamiento a base de fisioterapia y medicamentos, pero sin efectos beneficiosos. Al haber practicado gimnasia a un elevado nivel y no haber sufrido nunca lesiones en las piernas, no podía comprender cuál era la causa de su dolor. También estaba tratando de hacerse a la idea de que la operasen, cosa que recomendaba su especialista, pues si no «se encontraría muy débil cuando cumpliese los 30 años».

Al examinarla de pie, las rodillas de Laura parecían normales, aunque presentaban cierta hiperextensión o pos-

tura «de oscilación hacia atrás». De perfil, la parte inferior de la espalda mostraba una profunda curvatura y el peso del cuerpo estaba desplazado hacia delante.

Se le aplicó un sencillo masaje en las rodillas. No le causó dolor, pero había tensión en los músculos del área frontal de los muslos. El tratamiento en la parte inferior de la espalda reveló cierta molestia, y una presión suave hizo que los músculos de la espalda se contrajeran. La paciente vio que, en posición horizontal, existían más problemas en la parte inferior de la espalda que en las rodillas, y se le explicó que éstas reciben la influencia de la tensión superior. Se masajearon de forma lenta y profunda los músculos de la espalda y se estiraron con firmeza. También se indicó a Laura cómo debía estirarse los músculos de la espalda en casa y se le aconsejó que descansara las piernas con una almohada bajo las rodillas y los pies en alto.

SEGUNDA SESIÓN

Laura había pasado varios días sin dolor después de la primera sesión. Los ejercicios de casa le habían proporcionado descanso y se sentía más optimista en cuanto a su futuro. Había comenzado a notar que se producía cierto malestar en su espalda antes de advertir el dolor en las rodillas.

Se siguió tratando los músculos de la espalda, con el fin de seguir el proceso de alargamiento y aliviar la presión de la columna. Se masajeó la parte frontal de cada pierna para aumentar el tono muscular y disminuir la tensión. Los músculos de la parte posterior de los muslos se estimularon para que ejercieran control sobre el movimiento de la rodilla.

Después de esto, la paciente estaba confiada y pensaba que podría superar su problema gracias a su buena forma física y a unas sesiones de masaje. Se le dio un programa de ejercicios de espalda y de mentalización para que siguiese progresando, y se le aconsejó descanso y ejercicio.

SÍNTOMAS	VALORACIÓN	TRATAMIENTO
• *Dolor crónico en las rodillas hace tiempo.* • *Ninguna respuesta a la medicación ni a la fisioterapia.* • *Preocupación por una posible intervención quirúrgica o pérdida de movilidad.*	• *Rodillas básicamente normales, pero con hiperextensión.* • *Espalda con una profunda curvatura.* • *Peso desplazado hacia la parte delantera de los pies.*	• *Masaje para estirar los músculos de la espalda y aliviar la tensión vertebral.* • *Masaje para reducir la tensión de las rodillas y mejorar el control muscular.* • *Consejos: cómo estirar los músculos de la espalda y descansar las rodillas.*

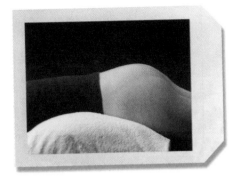

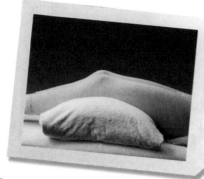

AUTOAYUDA:
DESCANSAR
LAS PIERNAS

*Colocar una almohada bajo las
rodillas cuando se está descansando
alivia la tensión. Eleve las piernas y
flexione ligeramente las rodillas para que los
músculos de las piernas estén estirados.*

AUTOAYUDA: ALIVIAR EL DOLOR

*Tumbarse sobre una almohada colocada bajo el abdomen o pelvis reduce la
presión del área lumbar. Ayuda a aliviar el dolor de la columna vertebral,
de la parte inferior del abdomen y de las piernas. Puede colocarse una
segunda almohada bajo los pies.*

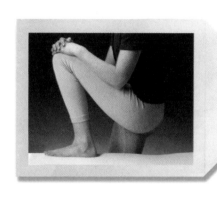

AUTOAYUDA:
RODILLAS
AL PECHO

*Sitúese de pie junto a una mesa, eleve la pierna
y coloque la planta del pie izquierdo sobre la
superficie. Al doblar la pierna de apoyo, la parte
inferior de la espalda se estira de manera
controlada por su lado izquierdo. Trate de tocar
la mesa con la nalga, manteniendo los dos pies
planos. Recupere la posición inicial lentamente
y estire el otro lado de la espalda.*

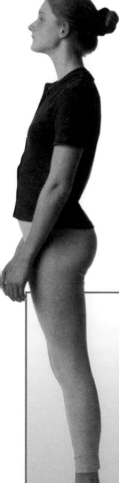

SIGNOS DE LORDOSIS

*La lordosis o curvatura excesiva de la espalda se observa de perfil si se deja caer
una plomada imaginaria desde el centro del oído; la línea debe pasar a través del
hombro, la cadera y el tobillo.*

DE QUÉ MODO AYUDÓ EL MASAJE

- La valoración positiva tras un examen de las rodillas y explicar que las personas activas y sanas difícilmente sufren una seria invalidez tranquilizó mucho a la paciente. Esto hizo posible que el masaje produjese efectos beneficiosos de inmediato.
- Al identificar la parte inferior de la espalda como causa principal de su problema de las rodillas, se evitó un mayor deterioro.
- El masaje ayudó a Laura a comprender cómo la tensión de su cuerpo podía tener relación con otras tensiones, y le dio confianza en su capacidad de superar la imagen negativa de su problema.

SALUD

LA BUENA FORMA PARA EL MASAJE

El concepto de estar en buena forma implica un tipo de bienestar muy relacionado con la participación activa en la vida y con la capacidad de soportar las presiones que supone un estilo de vida activo. Algunas personas parecen haber nacido con un mayor dinamismo que otras y entonces pensamos que poseen una constitución fuerte. Ésta es otra forma de decir que estas personas tienen la resistencia que les proporciona su robusto sistema cardiovascular, el cual no sólo les permite ser más activos, sino que también les protege de las tensiones de la vida.

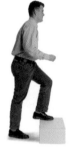

Estar en buena forma a nivel cardiovascular consiste en que la respiración y la circulación sanguínea funcionen bien y en mantener una postura equilibrada. Se logra mediante el uso del cuerpo en libre movimiento, lo cual favorece la comunicación entre el corazón, el sistema nervioso y los músculos. La recompensa consiste en poder moverse eficazmente, economizando esfuerzo y evitando el agotamiento. A veces hace falta algún régimen para que el cuerpo alcance el nivel adecuado de eficacia cardiovascular, pero una vez logrado éste, debe mantenerse sólo practicando los movimientos.

DECLIVE EN LA EDAD ADULTA

La mayoría de nosotros, cuando somos niños, desarrollamos una libertad de movimientos muy saludable pero, a medida que nos hacemos adultos, las restricciones de la vida, a menudo impuestas por nosotros mismos, comienzan a minar nuestra buena forma. Una ocupación sedentaria, la dependencia del coche y los entretenimientos pasivos se convierten rápidamente en la norma, tanto para los adultos como, cada vez más, para los niños. Como resultado, la vida se convierte en una experiencia neurológica que no se complementa con una expresión física, y

las consecuencias para la salud son muy negativas. La tensión sobre nuestro sistema contribuye a la hipertensión, que ya afecta, por poner un ejemplo, al 25% de los varones de Estados Unidos y del Reino Unido. En algunos países industriales, la falta de forma cardiovascular es responsable de muchas enfermedades mortales.

CICLOS DE TENSIÓN

Antes de que los problemas crónicos de salud se manifiesten plenamente, nuestra postura proporciona a menudo amplias muestras de tensión. Cuando un bajo nivel de estrés no se resuelve de forma satisfactoria, tendemos a deformar nuestro cuerpo. En situaciones paralelas, otros animales tratan de aumentar su tamaño elevando la espalda y arqueándola hacia atrás, ensanchando el pecho o levantándose apoyados en las patas traseras. El ser humano, en cambio, tiende a empequeñecerse encogiendo el cuello, apretando los brazos contra el pecho o moviendo la pelvis. Estas acciones defensivas proporcionan tiempo para idear la forma apropiada de enfrentarse al problema. Sin embargo, si el problema tiene que ver con un jefe autoritario, una cuestión familiar o una relación emocional que no se pueda resolver de inmediato, la imposibilidad de solucionar el problema causa más estrés, con lo que se

crea un círculo vicioso. Tratar de aceptar problemas intratables produce una tensión muscular durante largos períodos de tiempo. El peligro es que esta tensión no expresada se convierta en un problema grave, produciendo síntomas neurológicos a menudo más complicados que los que podría haber provocado un tratamiento del problema original. Por otro lado, la tensión prolongada hace que el cuerpo no se comunique apropiadamente. Las personas nerviosas corren el peligro de que incluso sus intentos más simples de comunicación sean malinterpretados.

LA FUNCIÓN DEL MASAJE

El masaje aborda este estado de tensión directamente y, por tanto, ayuda a enfrentarse a los problemas emocionales subyacentes. Sin embargo, esto requiere un tiempo porque tal exceso de tensión es una autoprotección y puede convertirse en algo habitual. Por suerte, el masaje es capaz de enfrentarse a la tensión sin intención de eliminarla prematuramente. Lo consigue con un tacto paciente y reconfortante. La terapia del masaje reconoce la realidad de los problemas y ayuda a verlos desde otro ángulo. Reafirma el contacto humano y libera los músculos para que respondan a las presiones de la vida de una forma creativa y enérgica.

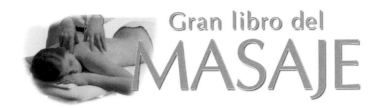
CAUSAS DE LAS POSTURAS INADECUADAS

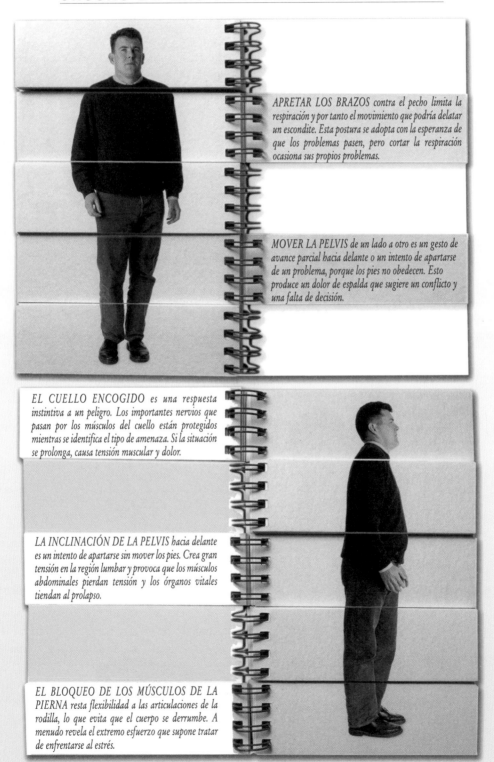

APRETAR LOS BRAZOS contra el pecho limita la respiración y por tanto el movimiento que podría delatar un escondite. Esta postura se adopta con la esperanza de que los problemas pasen, pero cortar la respiración ocasiona sus propios problemas.

MOVER LA PELVIS de un lado a otro es un gesto de avance parcial hacia delante o un intento de apartarse de un problema, porque los pies no obedecen. Esto produce un dolor de espalda que sugiere un conflicto y una falta de decisión.

EL CUELLO ENCOGIDO es una respuesta instintiva a un peligro. Los importantes nervios que pasan por los músculos del cuello están protegidos mientras se identifica el tipo de amenaza. Si la situación se prolonga, causa tensión muscular y dolor.

LA INCLINACIÓN DE LA PELVIS hacia delante es un intento de apartarse sin mover los pies. Crea gran tensión en la región lumbar y provoca que los músculos abdominales pierdan tensión y los órganos vitales tiendan al prolapso.

EL BLOQUEO DE LOS MÚSCULOS DE LA PIERNA resta flexibilidad a las articulaciones de la rodilla, lo que evita que el cuerpo se derrumbe. A menudo revela el extremo esfuerzo que supone tratar de enfrentarse al estrés.

SALUD

EL MASAJE PROFESIONAL

El masaje profesional no es muy distinto de la ayuda que nos puede brindar un aficionado entusiasta. Puede que un profesional ni siquiera tenga tanta experiencia como un aficionado habilidoso, pero el masaje profesional ofrece más posibilidades. Esto se debe a que el modo en el que se aplica un masaje profesional intensifica la influencia del tratamiento y puede producir una relación muy especial.

LA CITA

Siempre que alguien necesita la ayuda de un profesional por lo general comienza concertando una cita. Las citas, claro está, permiten al terapeuta llevar a cabo la práctica, pero para el paciente el simple hecho de concertar la cita le reconforta y le produce unos efectos positivos inmediatos. La cita también le ofrece la oportunidad de que le escuchen y le examinen, y de que alguien sea conocedor de sus problemas. En la cita se concreta el tiempo que se va a pasar con el terapeuta, lo que le proporciona al paciente la sensación de ser aceptado en un determinado espacio, independientemente de la gravedad de su problema.

LA SALA DE MASAJES

La atmósfera creada por la decoración de la sala de masajes es un aspecto muy importante que contribuirá a la eficacia del tratamiento. El ambiente habla por sí solo y es un reflejo de la personalidad del masajista y de su filosofía. La sala puede parecer un espacio clínico, donde se producen experiencias analíticas; o un estudio, diseñado para la expresión creativa; o tener los adornos de un templo donde tienen lugar revelaciones, o incluso un lugar de aspecto confortable diseñado para que el paciente se sienta seguro.

El aspecto del masajista puede ser un reflejo de la decoración de la habitación, aunque no tiene por qué ser siempre así. Algunas veces, los masajistas tienen dificultades para reconciliar su propio gusto con la imagen que desean proyectar y es entonces cuando surge el dilema sobre qué ponerse. La bata blanca es un vestigio de la antigua práctica quirúrgica en la que la ropa protectora era algo esencial. Las modernas túnicas clínicas son

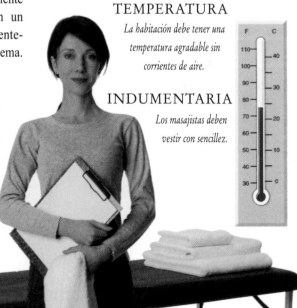

más pulcras y se abrochan hasta arriba. El paciente puede estar casi desnudo, pero el profesional está vestido hasta la barbilla. Al parecer, los pacientes prefieren que los masajistas lleven ropa que no resulte chocante, pero no ha de ser necesariamente un atuendo clínico formal. A muchos pacientes les ponen nerviosos los cambios radicales de aspecto, y lo mismo les sucede si se cambian de sitio los muebles o se sustituyen por otros. Algunos masajistas consideran importante vestir de manera similar ante sus pacientes, llevando quizá simplemente una pequeña insignia profesional en la solapa

TEMPERATURA

La habitación debe tener una temperatura agradable sin corrientes de aire.

INDUMENTARIA

Los masajistas deben vestir con sencillez.

DECORACIÓN Y MATERIAL

El material de trabajo debe estar limpio y ser eficaz, pero por lo demás, la decoración de la sala de masajes será un reflejo del estilo personal y de la filosofía del masajista.

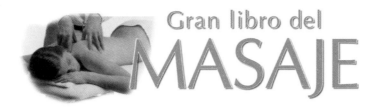

TERAPEUTAS DEL MASAJE

LO QUE NO SE DEBE HACER

- Hacer diagnósticos médicos a menos que se esté cualificado médicamente.
- Aplicar tratamientos o dar consejos sobre temas sin estar cualificado para ello.
- Recetar medicamentos o productos activos desde el punto de vista farmacéutico.
- Criticar a otros masajistas.
- Trabajar sin una póliza de seguros adecuada.
- Comportarse de modo que les pueda perjudicar a ellos o afectar negativamente a la reputación de la profesión.
- Continuar con la práctica del masaje si se ha infringido el Código de Conducta.

LO QUE SE DEBE HACER

- Hacer una valoración de las condiciones médicas para determinar si conviene el masaje.
- Mencionar las condiciones en las cuales el masaje está contraindicado.
- Obtener la titulación necesaria para poder masajear con aceites de plantas aromáticas.
- Actuar honorablemente en lo que se refiere a pacientes, colegas y otros profesionales.
- Hacerse una póliza de seguros que ofrezca fiabilidad profesional y pública.
- Comportarse en su vida profesional con propiedad y dignidad.
- Mantener una conducta sin tacha dentro de su profesión.

para indicar que están realizando su trabajo.

Cualquier cambio de ambiente de la sala de masajes o trastorno de la rutina del tratamiento puede influir negativamente en el progreso del paciente, tanto si esto se reconoce conscientemente como si no es así.

LA PRIMERA CONSULTA

Los pacientes que ya han pasado por una consulta suelen tener un largo historial clínico. Tal vez parezca aburrido o entrometido tener que divulgar gran parte de esta información al masajista; sin embargo, mientras que los métodos convencionales tratan de asegurar un diagnóstico, el masajista intenta comprender cómo afecta el historial clínico a la vida de la persona. Sólo apreciando el problema desde el punto de vista del paciente y, con más frecuencia, desde la

PRIMERA CONSULTA

El primer encuentro se dedica a un proceso de conocimiento mutuo. Mientras el masajista identifica los problemas que han llevado al paciente a la consulta, éste puede formarse una opinión sobre el masajista.

perspectiva del cuerpo del paciente, puede el masajista decidir cuál es el tratamiento de masaje más apropiado.

El paciente quizá se sienta nervioso en su primer encuentro con el masajista y le produzca reparo quitarse la ropa. Los masajistas con sensibilidad no dan por sentado que las personas sean pacientes con experiencia sólo por el hecho de haber realizado varias consultas. Del mismo modo que se puede solicitar información diciendo: «Necesito saber si está usted tomando algún medicamento», también se puede pedir al paciente que se desvista diciéndole: «Para tratar su hombro necesito que se quite la camisa».

Es importante dar una información precisa. El masajista confía en la información que se le da en estas consultas y en las siguientes para decidir si existe alguna razón por la cual modificar el tratamiento. Es muy raro que el masaje sea del todo inapropiado por razones médicas, pero quizá el masajista considere inconveniente aplicar masaje mientras el paciente esté recibiendo otro tipo de tratamiento, y en tal caso se puede posponer la cita.

DESPUÉS DE LA CONSULTA

Tanto el terapeuta como el paciente necesitan apreciar el efecto de la primera consulta y el terapeuta sugerirá que se deje un espacio de tiempo apropiado hasta el siguiente encuentro. Por razones prácticas, al paciente le puede interesar que se le facilite un plan de tratamiento, pero, aunque el masajista piense que el problema se puede resolver en un número

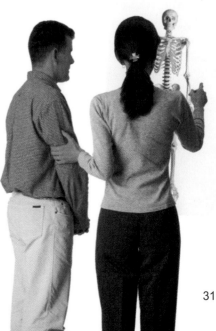

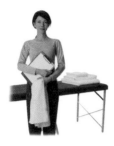

tendimiento entre el paciente y el terapeuta, e indica la confianza interna del paciente en el proceso de la relación. Por parte del masajista, obtener resultados rápidos produce una gran satisfacción, pero la mayoría de los terapeutas del masaje ven el progreso como algo que se produce a la larga, casi como una evolución, y disfrutan tanto del proceso de atención al paciente como de lograr una cura.

MALA CONDUCTA PROFESIONAL

No atenerse a unas pautas profesionales –tanto en lo que respecta al masajista como al cliente– es degradante y comprometedor para ambos. Tan inaceptable es que el paciente trate de que se le dedique más tiempo del que le corresponde si el tratamiento le resulta beneficioso como que el masajista ofrezca tratamiento gratis para disfrutar de su compañía. Un masajista y un paciente pueden ser amigos previamente o empezar a serlo, pero durante la sesión deben relacionarse de una forma organizada, como

los jugadores de un equipo. De otro modo, el tratamiento corre el peligro de perder su carácter especial. La profesionalidad no convierte el masaje en algo impersonal o distante; muy al contrario, define y preserva la utilidad de la relación.

Los masajistas, guardianes de la relación profesional, tienen que corregir cualquier conducta inadecuada por parte de los pacientes. También pueden hablar con otros compañeros de la profesión sobre los problemas que les surjan en el desempeño de su trabajo. Los pacientes, por otro lado, acuden a la consulta llenos de confianza y es menos probable que perciban un comportamiento no profesional en el masajista. Es más, los pacientes quizá no tengan la oportunidad de comentar estos problemas con sus familiares o amigos porque tal vez hayan buscado tratamiento de manera confidencial. Por esto, y en interés de otros pacientes, debe siempre informarse a los organismos reguladores de la profesión sobre cualquier conducta inapropiada.

concreto de sesiones, puede que prefiera no comunicárselo al paciente.

Lo más importante es decidir si existe alguna ventaja en continuar el tratamiento. Esta decisión es algo tanto profesional como personal, pues el masaje funciona mediante relaciones personales además de hacerlo con técnicas clínicas.

Cuando a los pacientes les preguntan sus amigos si el masaje les ha curado, suelen responder que se sienten mejor, más tranquilos o más positivos, en lugar de decir que sienten menos dolor o mayor flexibilidad. Esta respuesta emocional, y no analítica, refleja la importancia del en-

DURACIÓN DE LAS SESIONES

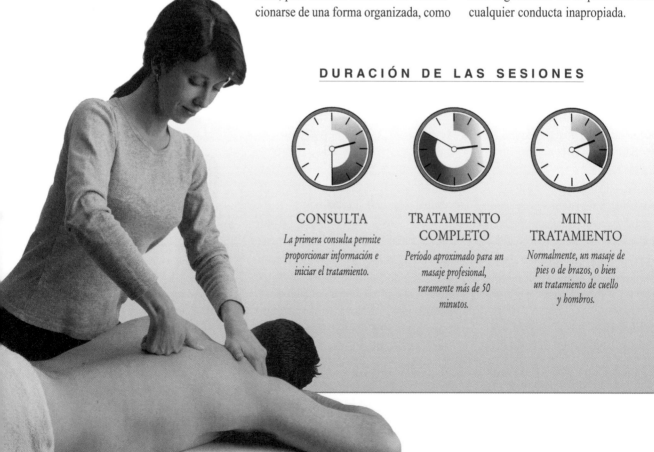

CONSULTA

La primera consulta permite proporcionar información e iniciar el tratamiento.

TRATAMIENTO COMPLETO

Período aproximado para un masaje profesional, raramente más de 50 minutos.

MINI TRATAMIENTO

Normalmente, un masaje de pies o de brazos, o bien un tratamiento de cuello y hombros.

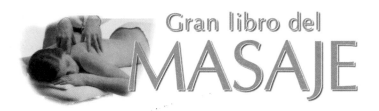

EL MASAJE EN CASA

Existe la opinión, incluso dentro de algunas escuelas de salud complementaria, de que sólo los profesionales con una formación específica son lo bastante competentes como para tratar a los demás. Esto va en contra de la tradición de la terapia natural, gran parte de la cual se deriva de un inteligente cuidado en el hogar. En muchas culturas, los abuelos eran los encargados del cuidado de la salud de la familia y esta sabiduría fue pasando de unas generaciones a otras. La intención de este libro es perpetuar esa tradición y recalcar además los aspectos humanos y técnicos del masaje. Su objetivo es fomentar una experiencia basada en la comunicación, algo parecido a enseñar a un amigo a nadar.

En casa se producen numerosas oportunidades en las que se puede emplear el masaje: cuando un niño se queja, para padres estresados o agotados, o en familiares mayores débiles o incapacitados.

El masaje en casa tiene la ventaja de que es posible realizarlo en el momento. Se pueden aplicar breves tratamientos con más frecuencia, lo que aumenta los beneficios de un masaje simple. También es posible combinar el masaje con el baño y disfrutar de un descanso inmediatamente después de la sesión.

El masaje reconforta a los niños cuando se sienten asustados a causa de enfermedades respiratorias, como el asma. Las afecciones potencialmente crónicas (el dolor de la parte inferior de la espalda que a veces se produce durante el embarazo) pueden tratarse diariamente. Si alguien se encuentra inmovilizado por un accidente o lesión, un sencillo masaje de pies o de cuello ayuda al paciente a mantener una mente despejada.

A veces el masaje familiar no funciona. Quizá se produzca un conflicto entre la intimidad que existe normalmente entre los miembros de la familia y la sensación de distanciamiento que produce el masaje. Lo que empieza como una sesión relajada y reconfortante puede convertirse en algo desagradable a medida que se siente que se produce una separación inusual.

Los amigos y familiares tal vez duden en aceptar una oferta de masaje si el masajista no muestra una total confianza en sí mismo. Por tanto, muéstrese seguro y confíe en su habilidad. Si tiene alguna duda sobre la conveniencia de un masaje, pregunte a un masajista cualificado, quien deberá mostrarse dispuesto a animarlo en sus esfuerzos.

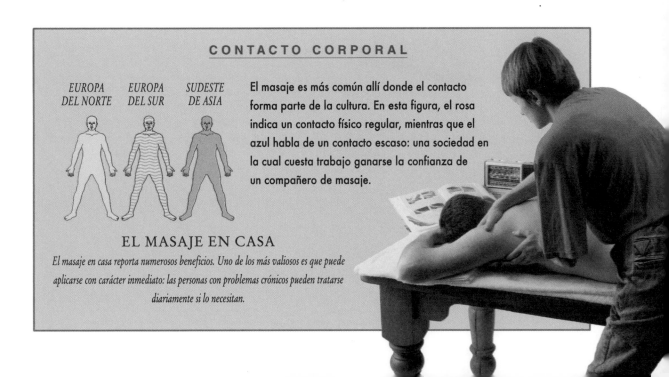

CONTACTO CORPORAL

EUROPA DEL NORTE   *EUROPA DEL SUR*   *SUDESTE DE ASIA*

El masaje es más común allí donde el contacto forma parte de la cultura. En esta figura, el rosa indica un contacto físico regular, mientras que el azul habla de un contacto escaso: una sociedad en la cual cuesta trabajo ganarse la confianza de un compañero de masaje.

EL MASAJE EN CASA

El masaje en casa reporta numerosos beneficios. Uno de los más valiosos es que puede aplicarse con carácter inmediato: las personas con problemas crónicos pueden tratarse diariamente si lo necesitan.

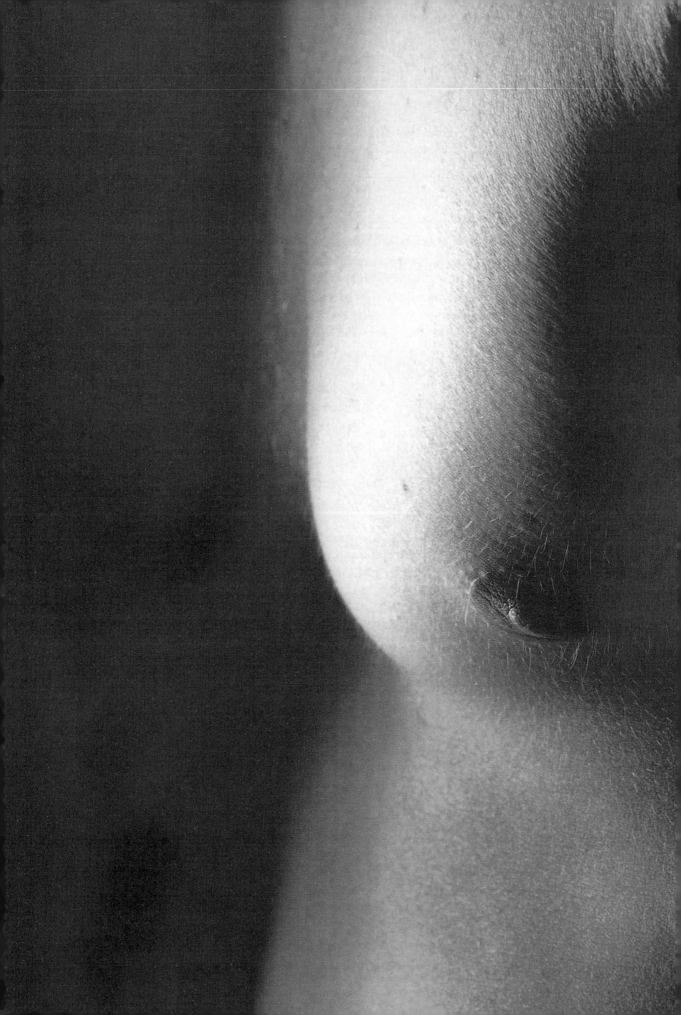

Conozcamos nuestro CUERPO

SEGUNDA PARTE

ANATOMÍA DEL MOVIMIENTO

En el masaje es esencial tener unos conocimientos básicos de anatomía. Comprender las estructuras fundamentales del cuerpo nos ayudará a conocerlo y a enfrentarnos a las tensiones más persistentes y profundas que sufren aquellos que van a recibir nuestro masaje. Al aprender cómo funciona el cuerpo, se disiparán algunos mitos creados por los expertos quienes, por emplear una terminología especial, han contribuido a convertir este tema en algo que sólo ellos dominaban. Nuestro cuerpo nos pertenece; está en nuestra mano conocerlo.

Muchos masajistas se resisten a estudiar anatomía porque la consideran parte de la medicina convencional y de alguna manera inapropiada para una terapia holística como es el masaje. También puede resultar frustrante tratar de integrar una comprensión intelectual del cuerpo con otros sentimientos más intuitivos propios del masaje. Vale la pena vencer esta resistencia, puesto que cuanto más se practica el masaje, más se desea saber qué es lo que le sucede al cuerpo que se está masajeando.

El cuerpo es un organismo extremadamente complejo y para entender sus mecanismos pueden ser necesarios varios años. Por suerte, no hace falta un conocimiento total para el masaje. Se puede aprender mucho sobre el cuerpo observando nuestros movimientos cotidianos: las diferentes maneras en que la gente entra y sale de los coches o coge cosas que se caen. El conocimiento que se adquiere así es tan relevante para el masaje como leer el modo en que actúan los músculos.

Sin embargo, la teoría también tiene su importancia y en las páginas siguientes se describe cómo actúan en el cuerpo los huesos, las articulaciones y los músculos. Lo esencial es comprender cómo encaja todo esto para trabajar en conjunto, con el fin de crear una imagen clara del cuerpo en movimiento bajo la piel.

POSICIÓN ERECTA

La posición erecta deja libre nuestras manos para realizar tareas complicadas que precisan fuerza y, al mismo tiempo, delicadeza.

AGILIDAD Y VELOCIDAD

Nuestro cuerpo tiene una gran habilidad para moverse. En comparación con otros animales, quizá los humanos no sean tan elegantes, rápidos o fuertes, pero poseen una extraordinaria combinación de poder, equilibrio y precisión que les permite realizar a la perfección numerosas actividades físicas.

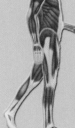

LISTOS PARA LA ACCIÓN

Ciertos músculos que trabajan con los huesos realizan movimientos externos de una forma voluntaria y consciente, mientras que el sistema muscular no voluntario mantiene al cuerpo en funcionamiento. Incluso cuando parecen descansar, los músculos vibran. Esto nos permite ponernos en acción a la mínima advertencia, de modo que hasta la persona más letárgica posee una asombrosa capacidad de movimiento.

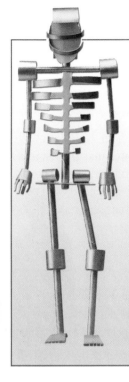

Gran libro del MASAJE

LA ESTRUCTURA HUMANA

Desde el punto de vista de su arquitectura, el cuerpo humano es una torre andante de tres plantas. La planta superior es el cráneo, que contiene el cerebro y la mayor parte de los órganos sensoriales. La planta central es el pecho, que alberga el corazón y los órganos respiratorios. La planta baja es el abdomen, que contiene el aparato digestivo. Las proporciones del cuerpo son tan precisas como el plano de un arquitecto. Si los brazos están abiertos, la distancia de un extremo a otro corresponde a la altura del cuerpo. La columna vertebral mide tres veces el largo de la cabeza; el brazo, tres veces más que la mano, y la pierna, tres veces más que el pie. Los antiguos egipcios escribieron que la altura total del cuerpo equivalía a 19 veces la longitud del dedo corazón. Todos reconocemos la belleza de quienes poseen estas proporciones exactas.

APOYO

El esqueleto es el andamiaje interno del cuerpo. Sin él, el cuerpo no podría soportar su peso ni mantener su forma.

PROTECCIÓN

Cada hueso actúa como una armadura para las partes vitales del cuerpo. El cerebro, por ejemplo, está recubierto por un cráneo parecido a una concha, y el corazón y los pulmones están protegidos por un armazón flexible de huesos denominado tórax.

LOCOMOCIÓN

Los numerosos huesos del esqueleto se mueven mediante una serie de articulaciones que le permiten desempeñar una inmensa variedad de tareas físicas.

LA COLUMNA VERTEBRAL

La columna vertebral está formada por 33 huesos con forma de anillo llamados vértebras, colocadas una sobre otra. Las vértebras cervicales o del cuello sostienen el peso de la cabeza, mientras que las vértebras torácicas o dorsales, más robustas, sostienen el pecho. Las grandes vértebras lumbares, a la altura de la cintura, sostienen el abdomen.

Las elegantes curvas que forma la columna se crean al sentarse, al gatear y al aprender a caminar en la infancia, y son esenciales para mantenernos erguidos. Esta curvatura amortigua los impactos que recibe el esqueleto cuando caminamos y el dolor que se produce en la parte inferior de la espalda puede ser más por una pérdida de esta curvatura que por un problema intrínseco relacionado con nuestra posición erecta.

El dolor de espalda se asocia también con una curvatura excesiva, denominada «desviación de la columna», y muchas veces se produce por tensiones relacionadas con nuestra profesión o por diversiones. A veces, la columna lumbar sufre una hiperextensión desde la infancia que produce un problema de lordosis o curvatura de la columna en la región lumbar. A medida que la edad avanza, la columna dorsal tiende a la cifosis, o rigidez y encorvamiento hacia delante. Incluso en lo mejor de nuestra vida, el hecho de que utilicemos más la mano o el pie derecho, o izquierdo, puede producir una desviación lateral de la columna conocida como escoliosis. En estos casos, el masaje con movilización ayuda a reducir la desviación de la columna y alivia las molestias de los estados avanzados.

---

vértebra

médula
espinal

disco

LA FLEXIBILIDAD DE LA COLUMNA

Las juntas que unen los huesos de la columna vertebral permiten sólo un movimiento muy pequeño, pero al ser polifacéticas existen 150 articulaciones posibles. Esto hace que la columna sea extremadamente flexible. Los gimnastas que parecen tener «articulaciones dobles» en realidad demuestran una flexibilidad normal. Las vértebras del cuello tienen la capacidad de moverse con especial libertad; sin mover los hombros podemos girar la cabeza lo suficiente como para ver todo lo que hay a nuestro alrededor.

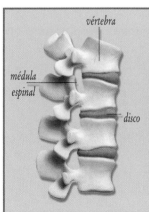

37

SALUD

Piernas y pelvis

La pelvis es una estructura con forma de palangana que comprende dos grupos de huesos dispuestos simétricamente que se fusionan después del nacimiento. Su papel principal consiste en articular los huesos de los muslos y proporcionar una sujeción a los músculos de la columna y las piernas, por lo que es fundamental para la locomoción en posición erecta. La pelvis se asocia popularmente con el nacimiento, ya que se cree que la pelvis femenina es más ancha que la del hombre para sobrellevar la maternidad. En realidad, es la profundidad de la pelvis, desde delante hacia atrás, lo que tiene vital importancia, y el cuerpo puede realizar ciertos ajustes mientras se produce el nacimiento.

Solemos considerar la pelvis como un conjunto de huesos perfectamente adaptados para sentarnos en una silla, pero en muchas culturas –y en la infancia– las personas siguen su instinto natural que les hace ponerse en cuclillas. Este instinto tiene su lógica, ya que forzar la pelvis para sentarse supone presionar sobre el extremo de la columna vertebral, denominado cóccix, y alterar las curvas de la columna situadas más arriba. Tal vez no sea una mera coincidencia el hecho de que los problemas de espalda, los trastornos menstruales y abdominales, y la degeneración de las piernas sean menos frecuentes en las culturas en las cuales los adultos se sientan en cuclillas. Se han producido muchos intentos de crear una silla más benigna para la pelvis y que se adapte a nuestra forma de sentarnos, pero sin éxito, pues la silla perfecta no tendría asiento.

POSTURA PÉLVICA

Colocar más peso corporal sobre uno de los pies confirma la existencia de un problema pélvico. La pelvis gira hacia delante y el cuerpo se acomoda con una rotación del hombro opuesto, con el fin de mantener la cabeza y el cuello alineados con la base de la columna.

PIERNAS

En las playas y piscinas se ven con frecuencia posturas en las que sólo se dobla una pierna, lo que confirma una generalizada falta de confort.

PELVIS

Una pelvis rotada tira de la columna formando una espiral. Se produce una curvatura convexa de la espalda.

RODILLA

La rodilla del lado afectado se flexiona.

CRUCE DE PIERNAS

El cuerpo acepta la forma convencional de sentarse durante períodos cortos, pero al final, comienza a protestar. Es curioso que la respuesta más común a esta sensación de incomodidad sea adoptar una postura más extraña aún. Cruzar las piernas es la mejor forma de empeorar la incomodidad que se produce cuando estamos mucho rato sentados. Cuando la pérdida de sensación acaba produciendo un dolor más fuerte, mucha gente cruza las piernas de la forma contraria. Y cuando esto también les produce dolor, se esfuerzan por levantarse, mientras se quejan de sus piernas.

El dolor que padecen las piernas al cruzarse es una indicación consciente y urgente de que se están produciendo fuertes tensiones en el cuerpo. Cruzar las piernas inclina y retuerce la pelvis, completando así el desplome parcial de la postura abdominal causado por el contacto del cuerpo con el respaldo de la silla. En nuestro interior, se comprime la respiración y se congestiona el abdomen. El empuje sobre el extremo de la columna tiene que compensarse con un aumento de la tensión en el cuello para que la cabeza mantenga una posición equilibrada. Trate de evitarlo.

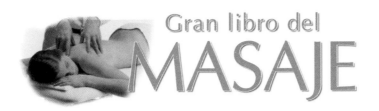

Cabeza y cuello

Es curioso que un ratón, una jirafa y un humano compartan el rasgo evolutivo de tener siete vértebras en el cuello. Sin embargo, el modo en que la cabeza se equilibra sobre esas vértebras es una característica única del cuerpo humano y permite un grado de movilidad poco habitual. Para mantener esta postura de la cabeza, unos complejos grupos de músculos del cuello han de mantenerse en tensión durante todo el tiempo que una persona se mantenga despierta. Al mismo tiempo, otros músculos del cuello más delicados tienen libertad para ejecutar los gráciles giros y flexiones que nos ayudan a gesticular y expresarnos.

Una buena organización mecánica del cuello es fundamental también para otros fines, ya que permite el correcto funcionamiento de los nervios y vasos sanguíneos cruciales que van desde el cerebro al resto del cuerpo, así como al aparato digestivo y a las vías respiratorias.

Dada esta fisiología, sería lógico que la asistencia sanitaria convencional reconociera la importancia del cuello en los trastornos del cuerpo en general. Pero no es así, y nuestra comprensión de esta parte del cuerpo proviene fundamentalmente de terapias de masaje basadas en la manipulación, como es el caso de la osteopatía y la quiropraxia. Se han utilizado terapias que logran una reducción de la tensión en el cuello y una reestructuración de sus relaciones óseas para tratar una amplia variedad de trastornos funcionales, como la indigestión, las palpitaciones del corazón y la laringitis. Las presiones locales en el cuello causan problemas, como dolores de cabeza o afecciones, que también responden al masaje manipulativo.

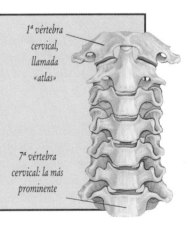

La tensión del cuello es un factor que influye en muchos trastornos.

LOS HUESOS DEL CUELLO

Los siete huesos del cuello permiten una considerable flexibilidad, pero no es conveniente practicar ejercicios de cuello que incluyan flexiones fuertes hacia atrás. Hay pocas personas que no hayan sufrido nunca algún tipo de traumatismo cervical leve, y los movimientos en círculo pueden irritar las articulaciones afectadas. Además, a menos que los ejercicios sean repeticiones lentas y deliberadas de movimientos normales, existe el peligro de marearse debido a la interrupción de suministro de sangre al cerebro.

1ª vértebra cervical, llamada «atlas»

7ª vértebra cervical: la más prominente

EL NERVIO VAGO

Un suave masaje a los lados del cuello estimula el nervio vago y tiene un efecto calmante.

CONTROL NERVIOSO

La mayor parte del tejido nervioso que pasa por el cuello está protegido por las vértebras, como sucede con la médula espinal, pero hay 12 pares de nervios que salen directamente del cerebro y que pasan por el músculo del cuello. La mayoría –los nervios craneales– van a la cabeza y a la cara, pero el décimo nervio –el nervio vago– baja hacia el pecho y el abdomen. El nervio vago ejerce una influencia calmante en el cuerpo y un simple masaje a un lado del cuello favorece su acción. Sin embargo puede estimularse demasiado, por lo que a veces es mejor hacerlo indirectamente masajeando las terminaciones nerviosas de los nervios craneales situadas en la cabeza y en la cara.

SALUD

EL ESQUELETO

Al observar atentamente el esqueleto se dará cuenta de que los seres humanos no son lo que parece. El cráneo es muy grande y las cuencas de los ojos, muy profundas. La pelvis posee una profundidad y redondez que resultan sorprendentes. Comparar la mano de un hombre vivo con la de un esqueleto nos produce desconcierto hasta que nos damos cuenta de que los nudillos de cada mano son las terminaciones de los huesos de la palma. Estas confusiones surgen porque nos imaginamos la forma de los huesos en una persona viva a partir de puntos prominentes como las caderas y estas marcas anatómicas no nos aportan muchos datos sobre las verdaderas proporciones del esqueleto.

La palabra «esqueleto» procede del griego *skeletos* ('desecado') que a su vez deriva de *skellein*, 'secar'. Pero su traducción literal puede llamar a engaño cuando se aplica a huesos vivos. Un típico hueso largo, como el fémur, está lleno de sangre, y la médula ósea en su interior produce las mismas células de las que se compone la sangre. La médula está rodeada de un hueso ligero y esponjoso, y éste a su vez está envuelto en un denso material que forma la parte externa y compacta del hueso. Esta construcción básicamente tubular es muy fuerte para su peso, y su capacidad de soportar la presión supera a la resistencia de la madera de roble.

El hueso es un tejido en evolución que comienza su vida como un cartílago flexible y que, con la llegada de la sangre y los nutrientes, se va convirtiendo en hueso. Este proceso recibe el nombre de osificación. A medida que madura, el hueso también crece. La altura de un adulto supera tres veces a la de un recién nacido y todo este crecimiento tiene que acomodarse mediante una ampliación de los huesos. Esto se logra gracias a unas células cartilaginosas especiales que añaden material a las terminaciones de los huesos y se van osificando gradualmente. El hueso necesita un adecuado suministro de calcio para este proceso de osificación y almacena calcio para otras necesidades del cuerpo.

A los 20 años el esqueleto deja de crecer y la mayoría de los cartílagos de las zonas de crecimiento se osifican. Pero el esqueleto no se osifica en su totalidad: la orejas y la punta de la nariz están formadas por cartílagos flexibles, y finas capas de cartílago recubren los extremos de los huesos en articulaciones móviles como la rodilla y la cadera.

ARTICULACIONES

Las articulaciones conectan y dan movilidad a los huesos del esqueleto. Existen tres formas distintas y algunas de ellas cambian su naturaleza con la edad. Destacan las situadas entre los huesos que forman el cráneo. Dado que el cerebro se desarrolla bastante en el útero materno, el cráneo sería demasiado grande para atravesar el canal del nacimiento si estuviese completamente formado. Por eso, sus huesos no están unidos en esta fase, lo que les permite comprimirse para abrirse paso por ese hueco tan pequeño. Los huesos se encajan como un rompecabezas en los primeros meses de vida y con el tiempo se solidifican. Esta forma de articulación ósea inmóvil se denomina sinartrodial.

Sucede lo contrario en las articulaciones de las extremidades. Las llamadas articulaciones diartrodiales se mueven li-

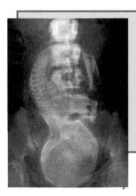

LOS HUESOS DE LOS NIÑOS

Un niño recién nacido tiene más de 300 huesos bastante blandos y separados entre sí, muchos de los cuales se fusionan durante los primeros años de vida, de forma que en la edad adulta se tienen 206 huesos. Casi todos los niños se han caído alguna vez de la cama -y de alturas mucho mayores- sin dañar su esqueleto. Con el tiempo, los tejidos de los huesos comienzan a endurecerse, proceso que continúa hasta que la persona tiene unos veinte años.

ANTES DE NACER. Los huesos de un niño que está en el útero son blandos y flexibles.

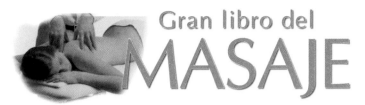
bremente, si se usan lo suficiente, a lo largo de toda la vida. Existen varios tipos de articulaciones que permiten a los huesos moverse de diferentes maneras, y en todos los casos los extremos de los huesos están metidos dentro de una cápsula fibrosa que contiene el líquido sinovial, un fluido lubricante y nutritivo de consistencia es similar a la clara de huevo. En algunas articulaciones, la membrana sinovial se extiende y forma una especie de saco o bolsa mucosa, cuya misión es proteger de las fricciones tapizando allí donde los tendones de las articulaciones atraviesan el hueso. Los fuertes ligamentos del interior de la cápsula añaden fuerza y estabilidad.

La mano, por ejemplo, está formada por catorce huesos de los dedos, cinco huesos de la palma y ocho huesos de la muñeca separados. Todos ellos tienen articulaciones móviles que permiten un grado de flexibilidad inigualable. La mano posee además un sentido del tacto muy desarrollado. Esta combinación de articulación y tacto la dota de una enorme habilidad para llevar a cabo tareas complejas y delicadas con una increíble coordinación.

Algunas articulaciones establecen vínculos entre los distintos componentes de las estructuras corporales protectoras, y muchas de estas articulaciones tienen que ser capaces de ceder cuando están bajo presión. Esa necesidad ha creado el tercer tipo de articulación: la anfiartrodial. En ellas, una buena cantidad de cartílago se deposita entre los extremos de cada hueso para amortiguar los impactos y acomodarse a los cambios de forma. Esto permite a las costillas moverse donde se unen al esternón para facilitar la respiración, y deja que la caja torácica y la pelvis de una mujer se adapten para poder aguantar el embarazo y el parto.

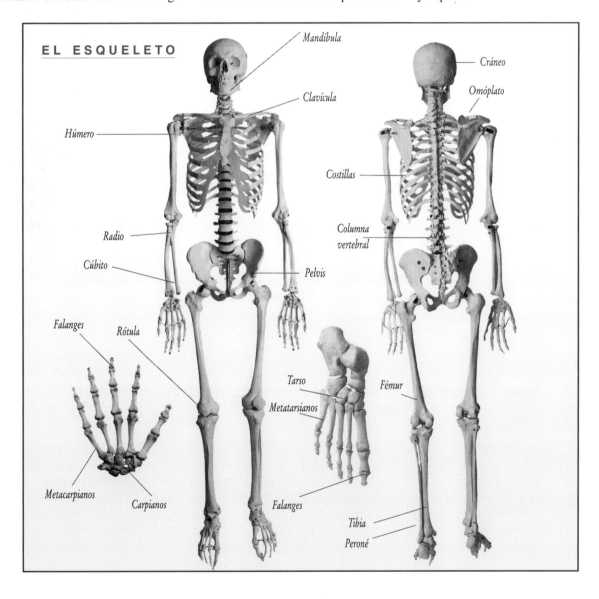

EL ESQUELETO

Mandíbula
Cráneo
Omóplato
Clavícula
Húmero
Costillas
Radio
Columna vertebral
Cúbito
Pelvis
Falanges
Rótula
Tarso
Fémur
Metatarsianos
Metacarpianos
Carpianos
Falanges
Tibia
Peroné

SALUD

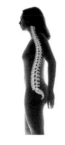

LA COLUMNA VERTEBRAL

La columna tiene cinco funciones principales: sostiene el peso de la cabeza y del tronco, proporciona una sujeción para los músculos, permite el movimiento de la espalda, protege la médula espinal y proporciona una ruta segura para los nervios que se ramifican desde la médula espinal. Vista de perfil, parece un muelle doblado y la curvatura que crea esta impresión funciona de forma parecida a un muelle, amortiguando las presiones y los considerables impactos transmitidos desde los pies cuando andamos o corremos. La columna consta de 26 vértebras, protegidas entre sí por discos intervertebrales y formando una cadena. Todas las vértebras tienen un diseño similar pero, dependiendo de los grupos a los que pertenezcan, poseen características específicas para adaptarse a cada región del cuerpo. Por tanto, las vértebras se identifican y numeran desde el cuello hacia abajo del siguiente modo: cervicales (7),

torácicas (12), lumbares (5), sacras, (5 fusionadas) y coccígeas (3 o 4 fusionadas). Los discos que separan las vértebras son fibrocartilaginosos, con un exterior duro y un centro blando y pulposo. Independientemente de la altura del esqueleto, la columna mide unos 60 cm de largo. Son frecuentes las lesiones leves en los músculos posturales de la columna y tienen relativamente poca importancia, aunque en el momento en que se producen quizá no lo parezca. Los trastornos de hueso o de discos son más raros y pueden ser muy graves. La zona del cuello (vértebras cervicales) es relativamente delicada y vulnerable a la dislocación, a las fracturas y a los efectos de latigazo que se producen en los accidentes automovilísticos. Ésta es la razón por la que los coches actuales tiene reposacabezas en los asientos. Las vértebras lumbares, situadas en la parte inferior de la espalda, son muy fuertes, por lo que es más probable que las presiones ejercidas sobre esta zona dañen a los discos. Si éstos se someten a una gran presión por una postura mal equilibrada, pueden salirse de su sitio, comprimiendo los nervios de la espina más cercanos. Normalmente el cóc-

LA COLUMNA VERTEBRAL

Las vértebras que forman la columna vertebral curvada están ordenadas de forma gradual, estando la más pequeña arriba del todo y la más grande en la base, en la región lumbar. Esta disposición amortigua, en la parte baja del cuerpo, la presión ejercida desde arriba.

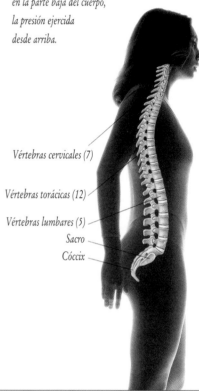

Vértebras cervicales (7)

Vértebras torácicas (12)

Vértebras lumbares (5)

Sacro

Cóccix

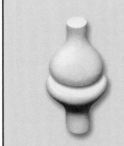

CONDÍLEA

La cabeza redonda de un hueso se ajusta en una cavidad de otro. Esto permite que la cápsula esté suelta, de modo que los huesos se muevan en casi todas las direcciones, como sucede en el hombro.

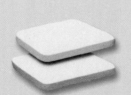

ARTRODIAL

Son articulaciones con superficies opuestas planas o algo curvadas, de modo que se deslizan una sobre otra. De movimiento limitado, pero en cadena, proporcionan una buena flexibilidad, como ocurre en la columna vertebral.

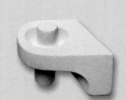

TROCOIDE

Un hueso con forma de pivote gira dentro de otro hueso con forma de anillo, como es el caso de la articulación del cuello situada en la base del cráneo. Otro ejemplo es la acción rotatoria de la parte inferior del brazo.

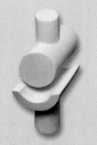

TROCLEAR

La rodilla y los dedos tienen estas articulaciones. Una protuberancia de un hueso encaja en la cavidad que tiene el otro, y la cápsula, los ligamentos y los tendones permiten el movimiento en un solo plano, como una bisagra.

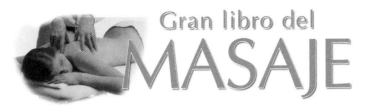

HUESOS SOMETIDOS A PRESIÓN

El esqueleto es muy fuerte, pero en ocasiones un hueso puede romperse por un exceso de presión. Estas fracturas nos incapacitan cuando se producen, pero si no se complican con otros factores sanan muy bien; tan bien, que normalmente es casi imposible que se rompa el hueso de nuevo por el mismo sitio. Sin embargo, algunas fracturas son síntoma de osteoporosis, una enfermedad grave que produce una pérdida de tejido óseo y que se ha relacionado con diversos factores, incluida la dieta. Otros problemas óseos son los que afectan a las articulaciones. La artritis reumatoidea, por ejemplo, comienza con una inflamación del tejido conjuntivo que rodea la articulación y puede producir un deterioro degenerativo del cartílago que tapiza esa articulación. Con independencia de cuál sea el problema y la terapia que se aplique, los problemas de los huesos suelen responder mejor al tratamiento cuando en éste se le exige cada vez más al sistema esquelético.

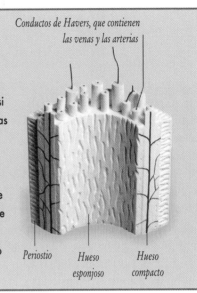

Conductos de Havers, que contienen las venas y las arterias

Periostio   *Hueso esponjoso*   *Hueso compacto*

---

cix está resguardado, pero puede dañarse por una caída, y a veces durante el parto.

LEVANTAR PESOS

La columna y los músculos relacionados con ella son muy fuertes y resistentes, y sin embargo se pueden dañar levantando un peso. Pero no se trata del mero hecho de coger objetos pesados. Los levantadores de pesos olímpicos aguantan pesos inmensos sin dañarse y hay personas normales que, en circunstancias excepcionales, levantan un coche o el tronco de un árbol para sacar a un herido. Por tanto, el modo de levantar objetos es muy importante.

Las causas que producen los daños cuando levantamos cosas tienen su origen en una predisposición a las lesiones, en un trauma anterior o en una falta de conocimientos ergonómicos. Por tanto, cada problema de espalda requiere una solución específica, pero existen tres reglas que deben aplicar tanto los que han sufrido problemas como los que desean evitarlos.

• Si desea agacharse para coger un peso, separe los pies y flexione las rodillas de modo que las caderas desciendan antes de enderezar la columna.

• Evite levantar objetos, o incluso el peso de la parte superior de su propio cuerpo, cuando esté girado hacia un lado, especialmente estando sentado. Esto ejerce una enorme presión sobre las vértebras lumbares y el gran espasmo muscular que probablemente sufrirá no es más que la forma que tiene el cuerpo de protegerlas.

• Si levanta un objeto y le da la sensación de que la postura no es la más adecuada, no ignore este mensaje. Descanse en seguida y, si es posible, en la posición del automasaje que presentamos en la pág. 170.

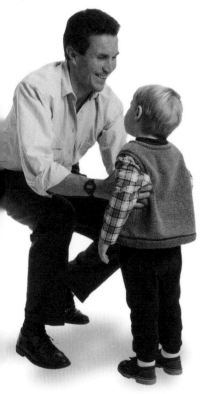

LEVANTAR PESOS

Inicialmente, la tensión del peso levantado por los brazos se transfiere a la parte baja de la espalda (región lumbar).

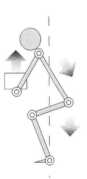

SEGURIDAD

Evite problemas flexionando las rodillas de forma que, cuando levante el peso, sus caderas desciendan brevemente, transfiriendo el peso a los fuertes músculos de las piernas antes de que la columna se enderece.

SALUD

LOS MÚSCULOS

L os músculos del cuerpo representan aproximadamente un 40% de su peso total. Todos los músculos convierten energía química en potencia física, como respuesta a señales nerviosas. Un músculo ejerce su potencia mediante la contracción y, cuando desaparece la señal nerviosa, el músculo se relaja y se extiende. Los músculos están organizados en grupos por todo el cuerpo, de modo que sus contracciones se complementan entre sí, lo que permite una amplia variedad de movimientos voluntarios e involuntarios. Otros músculos operan solos, como por ejemplo los músculos diminutos que erizan el vello de la piel como respuesta al temor o al frío.

Dependiendo de la actividad que desempeñen, los músculos tienen distintas estructuras. Existen tres tipos básicos. Los músculos que realizan movimientos conscientes, como los de las extremidades, se denominan músculos voluntarios o esqueléticos; también se conocen como músculos estriados, porque la organización de las fibras de los tejidos musculares ofrece un aspecto rayado cuando se ve con el microscopio. Los músculos que efectúan movimientos que no requieren una consciencia, como los que hacen pasar los alimentos a través de los intestinos, se llaman involuntarios; si se examinan con detenimiento, presentan un aspecto liso. El músculo cardíaco constituye por sí solo una clase y forma el grueso del corazón, siendo el encargado de bombear la sangre por todo el cuerpo con contracciones rítmicas y regulares durante toda la vida.

Los músculos de los brazos y las piernas funcionan bajo un control consciente. Cuando decidimos levantar un brazo enviamos una señal a través del sistema nervioso central con el fin de provocar la inmediata contracción de los músculos pertinentes. Éstos tiran de los huesos para levantar el brazo. Esta libertad para improvisar tales acciones significa que el empleo de los músculos voluntarios tiene que aprenderse y el perfeccionamiento de algunos movimientos requiere muchos años. Los músculos del esqueleto pueden también aumentar su tamaño mediante movimientos repetitivos, lo que les proporciona fuerza para actividades intensas. Debido al modo en que están formados, estos músculos pueden contraerse rápidamente, lo que permite un tipo de respuesta enérgica, como dar un salto. También pueden responder rápidamente a los reflejos (señales nerviosas que se dirigen al cerebro para lograr una acción virtualmente instantánea e involuntaria cuando el cuerpo está en peligro). Esto significa que un músculo esquelético puede operar involuntariamente, aunque uno sea consciente de lo que está haciendo.

Gran parte de los verdaderos músculos involuntarios se encuentra en los revestimientos de los órganos corporales. La respiración, la digestión, la eliminación

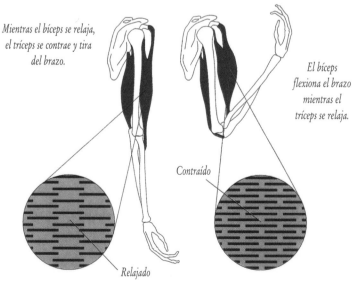

Mientras el bíceps se relaja, el tríceps se contrae y tira del brazo.

El bíceps flexiona el brazo mientras el tríceps se relaja.

Contraído

Relajado

ANTAGONISMO MUSCULAR

Los músculos casi siempre están emparejados con otros que tienen aproximadamente la misma fuerza pero cuya acción es opuesta. El codo es un ejemplo. Mediante un sistema llamado antagonismo, el músculo anterior se contrae para flexionar el codo mientras que el posterior se relaja. Sin embargo, la relajación del músculo posterior es sólo parcial. Esto equilibra la fuerte contracción que se produce en la parte delantera, de modo que cuando levantamos un vaso y lo acercamos a la boca, es menos probable que nos lo tiremos encima.

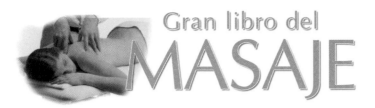

LOS MÚSCULOS ESQUELÉTICOS

El mecanismo de contracción de los músculos esqueléticos es bien conocido. Los nervios motores penetran en la vaina del músculo hasta llegar a las miofibrillas. Un impulso eléctrico libera un producto químico, la acetilcolina (ACT), sobre la fibra muscular. La actina y la miosina se activan y la fibra se encoge. La contracción de billones de fibras produce una contracción muscular. Unas pocas miofibrillas están siempre contraídas para que el músculo no tenga que contraerse desde cero. Este estado de tensión en reposo se denomina tono muscular.

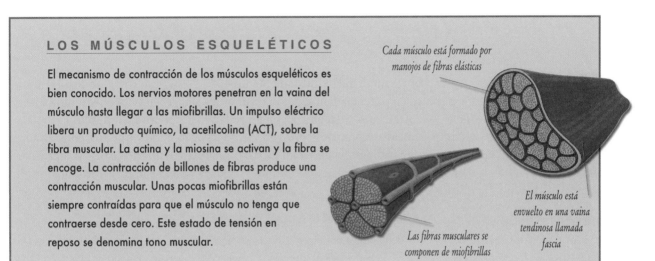

Cada músculo está formado por manojos de fibras elásticas

El músculo está envuelto en una vaina tendinosa llamada fascia

Las fibras musculares se componen de miofibrillas

y la circulación sanguínea se logran gracias a los músculos involuntarios. Su acción es lenta, pero constante.

Las instrucciones que reciben los músculos involuntarios las envía la parte del cerebro que se encarga de la actividad orgánica, conocida como el sistema nervioso autónomo. Para ver una demostración de este sistema, basta con mirarse a los ojos en un espejo y observar el tamaño de la pupila. Tápese la cara durante un minuto. Cuando retire las manos verá que las pupilas son más grandes; pero entonces el iris, que puede abrirse y cerrarse, contrae la pupila para limitar la cantidad de luz que entra en el ojo. Esta acción es totalmente involuntaria.

El músculo cardíaco es involuntario desde el punto de vista neurológico, si bien sus fibras tienen el aspecto estriado de los músculos voluntarios. Esto hace que el corazón pueda trabajar duramente, pero también proporciona un ritmo que le permite mucho descanso. Si sumamos la cantidad de tiempo comprendido entre las 100.000 contracciones diarias, veremos que el corazón descansa unos 20 años a lo largo de una vida normal.

TONO MUSCULAR

El sistema nervioso mantiene a los músculos en un estado constante de contracción parcial listos para la acción. Este estado se denomina tono muscular. Esto significa que los movimientos voluntarios no parten de cero y garantiza que las estructuras vitales cuenten siempre con el apoyo del sistema involuntario.

El tono de los músculos puede verse afectado por factores emocionales. Cuando sentimos algún tipo de temor, desde una simple turbación hasta un gran terror, los nervios involuntarios se hacen con el control de todo el sistema muscular como parte de una respuesta autónoma denominada «simpatía». Esto normalmente supone una importante elevación del tono, de modo que los músculos del esqueleto se preparan temporalmente con el fin de actuar rápido, bien sea para enfrentarse a la situación o para escapar de ella. Mientras tanto, los músculos de los órganos se tensan de forma que inhiben su función.

De momento, este arrebato nervioso puede salvarnos la vida, pero si se mantiene durante mucho tiempo su utilidad se reduce. Este estado se reconoce ahora en

el diagnóstico del estrés. Entre sus síntomas se incluyen la tensión de los músculos posturales y los trastornos funcionales, como la indigestión.

Cuando una persona está afectada por síntomas de este tipo, se le aconseja que se relaje. Esto, por supuesto, es imposible desde el punto de vista neurológico, porque los nervios involuntarios dominantes harán caso omiso de una petición consciente.

El masaje puede ayudar en esta situación. La terapia trata al cuerpo como si la experiencia que provocase el estrés se estuviese produciendo en ese momento y así sucede desde el punto de vista fisiológico. Las maniobras del masaje son vigorosas más que tranquilizadoras, con el fin de introducir un antagonismo que el sistema del paciente reconozca como capaz de validar los síntomas del estrés. Esta parasimpatía funciona de forma semejante a cuando alguien salta una valla para escapar del peligro: una vez que empieza la acción, el estrés se apacigua.

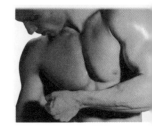

SALUD

Los músculos esqueléticos

Los músculos esqueléticos son responsables del modo en que se mueve el cuerpo. Existen unos 650 músculos de este tipo, organizados en grupos complementarios que suelen actuar en perfecta coordinación para provocar acciones progresivas y a menudo enérgicas. Incluso las lesiones musculares leves pueden destruir la sutileza de movimiento al incapacitar partes del sistema pequeñas pero fundamentales. También es importante un control nervioso muy preciso. Los músculos involuntarios del cuerpo funcionan de forma automática, sin embargo un control perfecto de los músculos esqueléticos precisa años de práctica.

Siempre que se hace una descripción de músculos se supone que el cuerpo está de pie y visto de frente: en posición anatómica. Los anatomistas hablan de movimientos laterales y de regresos sobre su eje. Las acciones realizadas en la misma dirección de la cabeza se denominan cefálicas y las que se realizan hacia atrás, dorsales. Esta extraña terminología, así como los nombres griegos y latinos, puede resultar desalentadora, pero su finalidad es la de aclarar cómo se producen los movimientos.

Los músculos rodean al esqueleto dependiendo de las demandas funcionales. Todos los músculos responsables de los movimientos hacia atrás se encuentran en la parte trasera (posteriores), y los encargados de las flexiones hacia delante, en la delantera (anteriores). Sin embargo, el principio del antagonismo dicta que todos los movimientos comparten una responsabilidad muscular. Sentarse, por ejemplo, supone que los músculos posteriores efectúan un suave tirón que hace que el esqueleto se desplome hacia atrás. Sin embargo, los músculos anteriores se relajan sólo de una forma gradual, con el fin de evitar que se produzca un golpe en la espalda. Como resultado, el cuerpo parece deslizarse por una pendiente invisible hasta llegar a la silla.

Convencionalmente, los músculos se distinguen en términos de su origen y del lugar donde se insertan. La parte más alejada de la columna vertebral se denomina inserción distal.

Los músculos pueden también describirse en función de su forma (trapecio), número de divisiones (bíceps), situación (tibial), función (elevador) y dirección de la fibra (transverso). Los principales movimientos de los músculos se consideran una flexión cuando la articulación está cerrada, y extensión cuando está enderezada. Si movemos una extremidad para separarla del cuerpo, realizamos una abducción; si se vuelve a acercar al cuerpo, una aducción. Existen músculos rotatorios y —concretamente el antebrazo— supinadores, que se giran hacia arriba; y músculos pronadores, que se giran hacia abajo.

Los músculos se contraen a distintas velocidades dependiendo de su ta-

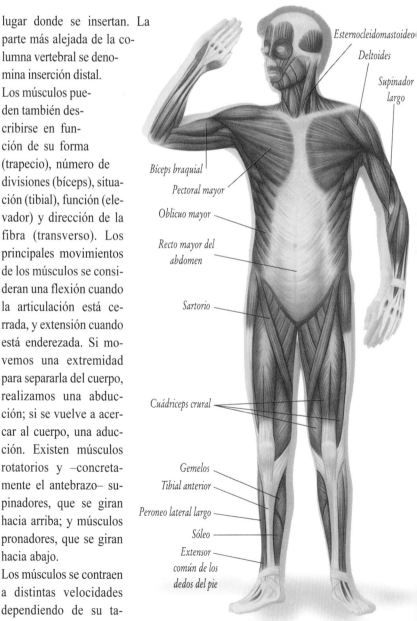

Esternocleidomastoideo

Deltoides

Supinador largo

Bíceps braquial

Pectoral mayor

Oblicuo mayor

Recto mayor del abdomen

Sartorio

Cuádriceps crural

Gemelos

Tibial anterior

Peroneo lateral largo

Sóleo

Extensor común de los dedos del pie

maño. Cuanto más grande es el músculo, más despacio se contrae. Mientras el músculo del brazo de un violinista se contrae a la velocidad de diez veces por segundo, los músculos del habla del cantante al que acompaña realiza nada menos que 25 movimientos por segundo. La considerable cantidad de calor creada por todas estas contracciones musculares no se desperdicia: calienta la sangre y,

cuando se necesita más calor, todos los músculos se unen en un temblor espontáneo.

Si desea una relación completa de músculos, debe consultar un libro de anatomía básica, pero las siguientes ilustraciones le darán una idea de los músculos más destacados

sobre los cuales se trabaja durante un masaje. Búsquelos en ellas.

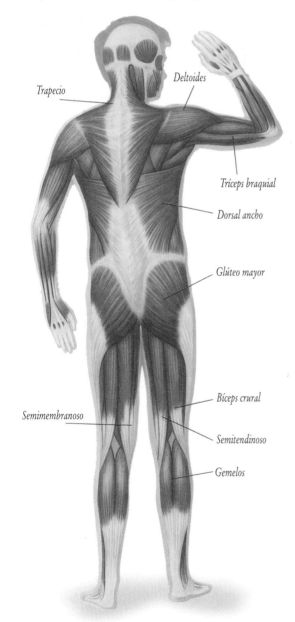

Trapecio

Deltoides

Tríceps braquial

Dorsal ancho

Glúteo mayor

Bíceps crural

Semimembranoso

Semitendinoso

Gemelos

GRUPOS DE MÚSCULOS

ESTERNOCLEIDO-MASTOIDEO
Estos músculos del cuello ayudan a mantener erguida la cabeza; la hacen girar y flexionan el cuello.

PECTORAL MAYOR, PECTORAL MENOR
Tiran del brazo hacia delante: podrá sentirlos si cruza un brazo y toca el hombro opuesto.

BÍCEPS BRAQUIAL
Es el principal músculo del codo; nos permite rascarnos la cabeza y saludar con la mano.

SUPINADOR LARGO
Este músculo flexor y supinador gira la mano hacia arriba.

PRONADOR REDONDO
Gira la mano hacia abajo.

FLEXOR COMÚN PROFUNDO DE LOS DEDOS, FLEXOR RADIAL DEL CARPO, FLEXOR CUBITAL DEL CARPO
Note estos flexores de los dedos y la muñeca sosteniendo la mano y cerrando el puño; abra los dedos y dirija la palma hacia el codo.

TRANSVERSO DEL ABDOMEN, RECTO MAYOR DEL ABDOMEN
Contienen el abdomen. Se sienten al estornudar. Contribuyen a mantener el cuerpo erecto.

CUÁDRICEPS CRURAL
Eleve la pierna hacia delante y extienda la rodilla para notar cómo trabajan.

SARTORIO
Es el más largo del cuerpo; dé un paso hacia delante y gire el muslo hacia fuera.

TIBIAL ANTERIOR, PERONEO LATERAL LARGO
Estos extensores ayudan a alinear nuestros pasos.

EXTENSOR COMÚN DE LOS DEDOS DEL PIE
Este extensor estira los dedos de los pies tras un largo día en los zapatos.

TRAPECIO
El trapecio eleva los hombros, tira de ellos hacia atrás y nos permite encogernos de hombros.

DELTOIDES
Este músculo abductor se utiliza para apartar el brazo del cuerpo.

ESCAPULARES
Son músculos rotadores pequeños pero fuertes; ayudan a girar el brazo en el hueco del hombro.

TRÍCEPS BRAQUIAL
El tríceps es el extensor que complementa al bíceps.
Estire el brazo a un lado del cuerpo, y el tríceps tirará del brazo para enderezarlo.

DORSAL ANCHO
Estos músculos abductores hacen que apretemos los brazos contra el cuerpo cuando nos dan una sorpresa.

OBLICUO MAYOR
Estando de pie, flexione el cuerpo hacia un lado hasta tocar la parte externa de la rodilla. Notará el músculo oblicuo mayor en el lado opuesto tirando del cuerpo hacia arriba.

GLÚTEOS
Para notar estos músculos, póngase a la pata coja y tire de la otra pierna hacia atrás.

SEMITENDINOSOS, SEMIMEMBRANOSOS Y BÍCEPS CRURAL
Estos músculos ayudan a los glúteos a estirar el muslo al caminar y son los principales flexores de las rodillas.

GEMELO
Este músculo flexor ayuda a los flexores de la rodilla y hace saltar al talón cuando echamos a correr.

SÓLEO
El sóleo es un poderoso flexor que ayuda a flexionar el tobillo.
Colóquese descalzo sobre un libro apoyando los talones en el suelo. Eleve los talones al máximo para sentir la fuerza del sóleo.

SALUD

Músculos y lesiones

Aunque los huesos suelen considerarse como la armadura del cuerpo, en realidad son la elasticidad y la resistencia de los músculos las que protegen al cuerpo de las lesiones. Si nos caemos, es más probable que sufra la mano que los músculos relajados de la cadera o del hombro, porque amortiguan mejor el impacto. Esta amortiguación provoca que los músculos raramente sufran una lesión que produzca incapacidad; sin embargo, al considerarse como algo seguro, es fácil utilizarlos en exceso y pueden sufrir fatiga.

Un uso excesivo de los músculos puede producir una lesión leve denominada distensión, que se cura normalmente descansando el músculo afectado. Pero los músculos también pueden lesionarse gravemente. El grado de gravedad dependerá de la zona del músculo afectada y de la fuerza con que la lesión afecte a las fibras musculares.

Una lesión que puede dejarnos incapacitados es la distensión por sobrecarga. Se trata de una alteración extraña cuyas causas no son tan claras como sus síntomas. Lo que sí sabemos es que afecta a aquellos que habitualmente llevan a cabo acciones que requieren poco movimiento. Por lo general afecta a los brazos y produce dolor, rigidez e inflamación, pero no sigue la secuencia normal de recuperación de otras formas de tensión. Curiosamente, los músicos no suelen quejarse de esta afección, aunque podrían ser los principales candidatos. Es posible que, al igual que sucede con otros trastornos musculares extraños, esta distensión sea un problema relacionado con el tono muscular, causado por una combinación de factores. Los músculos, en sus responsabilidades locomotoras, reciben la ayuda de cortas bandas de fibras menos elásticas llama-

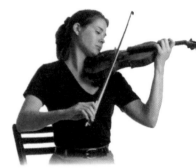

SIN TENSIONES

La distensión por sobrecarga no suele afectar a los músicos, lo que indica que es una afección compleja.

das ligamentos. Éstos unen las articulaciones para amortiguar el impacto de

MASAJE TERAPÉUTICO

Si se aplica un tratamiento correcto a los músculos lesionados, éstos sanan con facilidad. Sólo con colocar juntos los extremos rotos se restablecen ellos solos. El papel del masaje terapéutico es proporcionar las condiciones óptimas para esta recuperación. El tratamiento de las lesiones consiste en reducción del dolor, limitación del daño, ayuda a la circulación y rehabilitación. La hidroterapia es indispensable en todas estas fases del tratamiento. En caso de torcedura, un tratamiento inmediato con agua fresca reduce mucho el impacto. Las fracturas graves que requieren intervención quirúrgica pueden tratarse con compresas de agua fresca antes y después de la operación para favorecer la reparación de los vasos sanguíneos. Durante la rehabilitación, se puede dejar flotar al cuerpo en una pequeña piscina para facilitar movimientos suaves de fortalecimiento.

CALAMBRES MUSCULARES

Durante los ejercicios fuertes, los procesos de respiración y circulación sanguínea proporcionan oxígeno y azúcar a los músculos para lograr energía, y eliminan los productos ácidos de desecho acumulados. Si estos procesos no se realizan bien, un músculo puede contraerse como protección en espera de suministros, lo que se conoce con el nombre de calambre. No es posible, ni recomendable, ignorar esta medida involuntaria de defensa. El mejor modo de aliviar un calambre es el descanso y el aumento de la respiración. A esto debe seguir un estiramiento gradual del músculo afectado, acompañado de effleurage. Si se producen calambres a menudo al realizar actividades normales o en la cama, es síntoma de un escaso tono muscular, en cuyo caso lo mejor es cuidar la dieta y los niveles de estrés, junto con una terapia de masaje.

HOMBRE MONO

Al inclinarse hacia delante y apoyarse en las manos como un mono se descarga peso de la columna.

DOLOR EN LA PARTE INFERIOR DE LA ESPALDA

Quienes padecen este dolor suelen confundir su estado con el concepto de «hernia discal», pero en realidad los discos situados entre las vértebras raramente producen problemas de espalda. A menos que su causa se deba a un trauma local, este dolor es síntoma de problemas relacionados con la postura. Esto lo confirma el modo en que reaccionan los que padecen un dolor agudo inclinándose hacia delante hasta lograr una postura parecida a la de los monos, volviendo a una posición ancestral en un esfuerzo por aligerar la columna vertebral.

contracciones musculares enérgicas o de movimientos inesperados. Si la fuerza es demasiado grande para que los ligamentos la contengan, el resultado puede ser o bien una fractura de uno o varios huesos de las articulaciones, o un desgarramiento de los ligamentos denominado esguince. Esto por lo general sucede en el tobillo o en la muñeca, y la terapia convencional incluye cubrir la articulación con yeso para inmovilizarla mientras se cura.

La forma menos frecuente de daño, dada la flexibilidad del tejido muscular, es un desgarramiento de las fibras musculares. Este tipo de lesión afecta típicamente al final de un músculo allí donde se concentran las fibras para formar el tendón. Quienes corren un mayor riesgo son los atletas, como los jugadores de fútbol, y las personas sujetas a impactos violentos que soportan esfuerzos excesivos o un golpe directo en el músculo. Un daño de este tipo generalmente precisa intervención quirúrgica para volver a unir los tejidos desgarrados.

Una forma menos dramática de desgarramiento es la hernia, en la cual las fibras del músculo no se desgarran del todo y suelen salirse de la vaina que envuelve al músculo. Tiene una variante que afecta al músculo abdominal, aunque en este caso es el intestino delgado el que sobresale a través de la abertura. Este tipo de hernia suele producirse en la unión entre el abdomen y el muslo, donde existe un punto débil. Parece algo alarmante, pero puede solucionarse sola a menos que empeore o se irrite a causa de actividades muy enérgicas.

Los músculos necesitan descanso para poder renovarse. Esto normalmente se logra mediante el sueño y con las diversiones, que ponen en funcionamiento diferentes grupos de músculos. Si los músculos no descansan lo suficiente, pueden irritarse. Evidencia de esto son los nudos que se encuentran durante un masaje, la llamada fibrositis. Esto sugiere también tensiones emocionales, ya que la fibrositis se suele producir en la zona de los hombros. Durante el masaje no es raro que un paciente verbalice la tensión del cuello y los hombros con comentarios: «La verdad es que duele, pero me sienta bien; hágalo más fuerte».

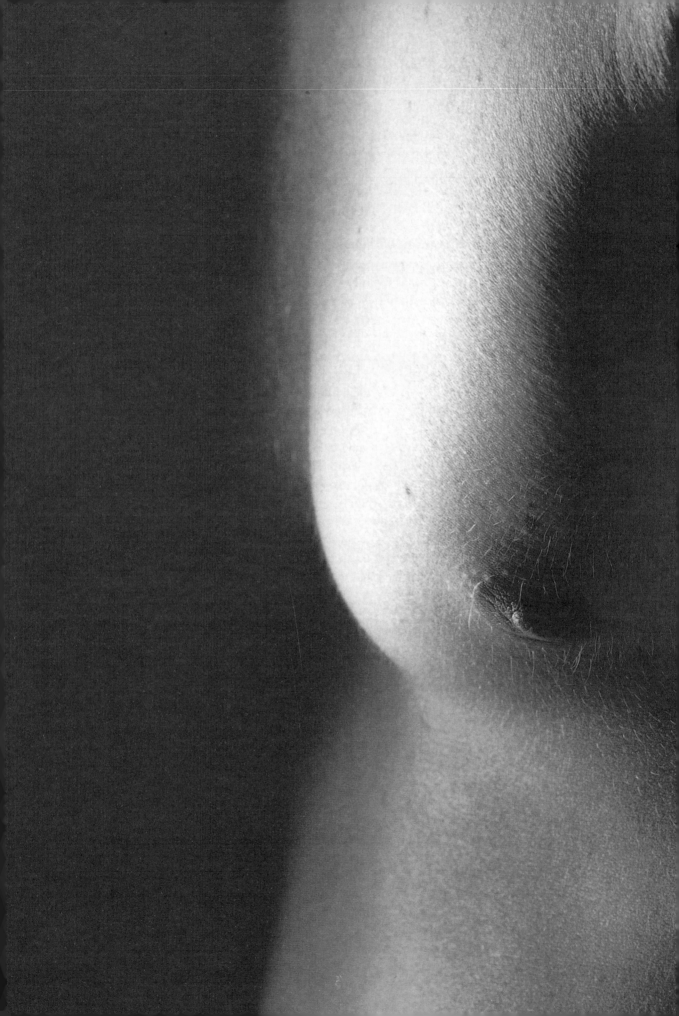

Técnicas
BÁSICAS

TERCERA PARTE

LAS TÉCNICAS

El establecimiento del masaje terapéutico en Europa se deriva del trabajo del profesor sueco Pier Heidrich Ling. Ling ideó una fórmula clásica para el effleurage, el petrissage y la percusión, como se muestra en la página siguiente, combinados con movimientos de movilización. Aunque no tenía preparación en medicina convencional, Ling pudo realizar estudios de pacientes enfermos o lesionados que demostraban los beneficios fisiológicos y psicológicos de las maniobras del masaje. Las claras descripciones de Ling sobre el masaje permitieron a otros masajistas visualizar la finalidad de cada maniobra, y su obra se ha convertido en la base del tratamiento actual del masaje.

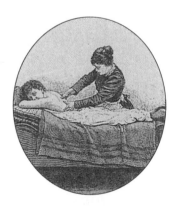

El masaje era una terapia común en la Europa del siglo XIX.

FLEXIBILIDAD PARA EL MASAJE

Efectúe este ejercicio de flexibilidad con el fin de preparar las manos y las muñecas para dar masajes. Sólo aproximadamente una entre diez personas logran realizar el movimiento completo al primer intento. También puede hacerse este ejercicio después de aplicar un masaje para aliviar la tensión causada por el esfuerzo de las manos.

1 Relaje los brazos y levántelos un poco. Coloque las manos palma con palma, como se ve en la fotografía.

2 Cruce las muñecas, colocando la izquierda sobre la derecha, y vuelva a unir las manos. Comenzará a notar que las muñecas se estiran.

3 Cruce los dedos, con cuidado de no apretarlos demasiado.

4 Enderece los codos y abra las manos elevando el brazo izquierdo. Recuerde que los dedos deben estar flojos.

5 Flexione los codos a la altura de los hombros. Si le parece que se le retuercen las manos, déjelo. Es suficiente por esta vez. Con el fin de estirarse del todo, deje caer el codo derecho tanto como pueda y extienda el brazo izquierdo lentamente. Enderece ambos brazos. Para volver al principio haga el ejercicio al contrario, y efectúe effleurage desde las puntas de los dedos hasta los antebrazos antes de repetir el ejercicio con la otra mano.

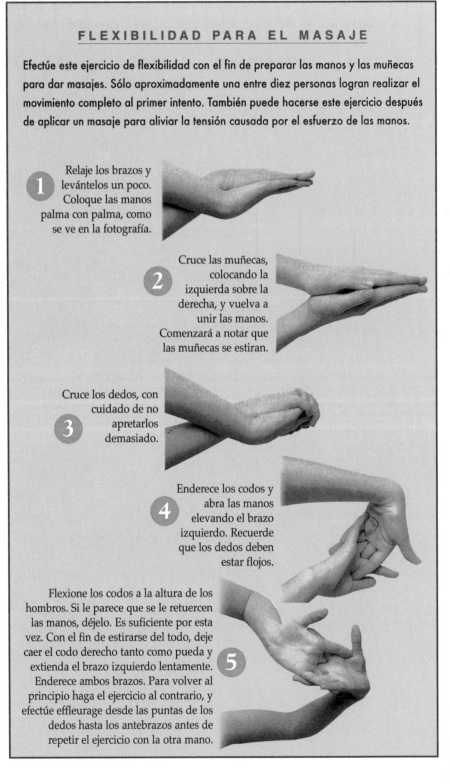

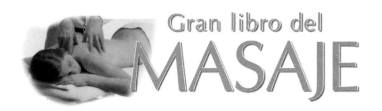
LOS MOVIMIENTOS DE LING

El masaje se efectúa en una secuencia fluida, en la cual las maniobras se enlazan una con otra sin interrupción. Esta fórmula clásica del masaje muestra las maniobras necesarias para efectuar un tratamiento eficaz. La transición fundamental entre las distintas maniobras de presión la proporciona el effleurage, que además introduce y concluye el masaje.

Conclusión — **EFFLEURAGE** — Introducción

MOVILIZACIÓN

PERCUSIÓN
Estimulación

PETRISSAGE
Maniobras
superficiales
Presión

EFFLEURAGE
Drenaje

EFFLEURAGE

Para efectuar un effleurage, coloque los manos sobre el cuerpo del paciente con los dedos juntos y los pulgares ligeramente estirados. Maniobre suavemente, al principio sin presión, siguiendo las curvas del cuerpo. Alise la piel en dirección al corazón después de las maniobras de petrissage.

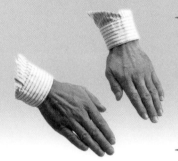

MOVIMIENTOS CIRCULARES

ABANICO

PRESIÓN LIGERA

FRICCIÓN

PETRISSAGE Y AMASAMIENTO

En el amasamiento, utilice toda la mano, con los dedos juntos y los pulgares estirados hacia fuera, para apretar las curvas más acentuadas del cuerpo. El petrissage es un pellizcamiento más suave, utilizando los pulgares y las puntas de los dedos en los músculos más delgados o planos.

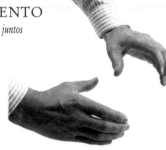

PRESIÓN FUERTE

PERCUSIÓN CON EL PUÑO

ESTIRAMIENTO

PINZA RODANTE

RASTRILLADO

PINZAMIENTO CON LOS PULGARES

PERCUSIÓN

Para aplicar percusión golpee ligeramente el cuerpo utilizando distintas partes de la manos y dejando sueltas las muñecas. Comience despacio, aumente un poco la velocidad y luego hágalo muy deprisa para detenerse bruscamente.

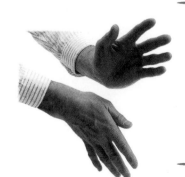

HACHAZOS

PERCUSIÓN EN VENTOSA

GOLPETEO

GOLPECITOS

RECOGIDA

SALUD

EFFLEURAGE

El effleurage es la maniobra de preparación y conclusión del masaje. Tiene un efecto calmante al tiempo que crea conciencia de la parte del cuerpo que se está tratando. El effleurage no es un procedimiento invasor ya que no presiona el cuerpo y no pretende moverlo. Aunque muy superficial en comparación con otras maniobras, sus efectos son profundos. Esto se debe al modo en que penetra en la piel y realimenta al cerebro a través de los nervios periféricos. También ayuda a crear una armonía entre el masajista y el paciente, siendo una buena disciplina para quienes tienden a abordar maniobras más profundas demasiado prematuramente.

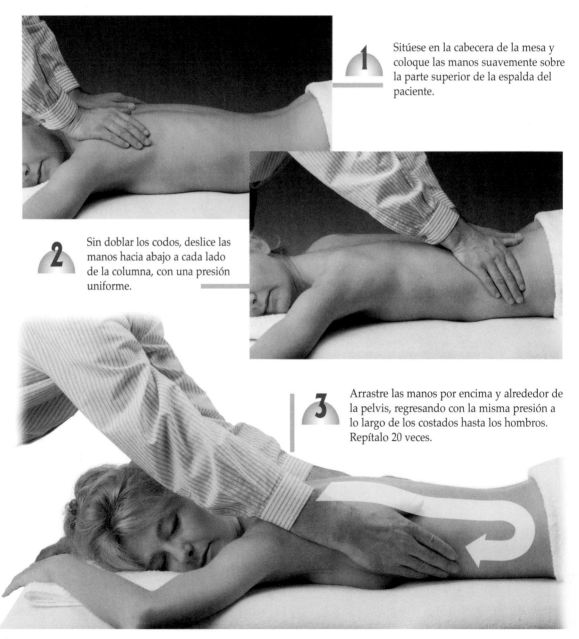

1 Sitúese en la cabecera de la mesa y coloque las manos suavemente sobre la parte superior de la espalda del paciente.

2 Sin doblar los codos, deslice las manos hacia abajo a cada lado de la columna, con una presión uniforme.

3 Arrastre las manos por encima y alrededor de la pelvis, regresando con la misma presión a lo largo de los costados hasta los hombros. Repítalo 20 veces.

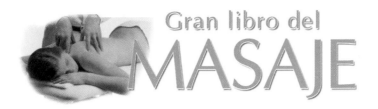
Effleurage de la cara

El effleurage no sólo proporciona un masaje completo a la cara, sino que sus efectos pueden sentirse en todo el cuerpo. En realidad, a veces observamos maniobras espontáneas que nos recuerdan a un lavado de cara cuando alguien trata de eliminar una tensión desagradable. Esto funciona porque los nervios periféricos de la cara están relacionados con controles nerviosos más profundos que aumentan las presiones del cuerpo y devuelven al sistema a un estado más calmado tras la excitación.

1 Pida a su paciente que repose la cabeza sobre su abdomen. Coloque las manos estiradas a los lados de su cara y aplique effleurage hacia las orejas.

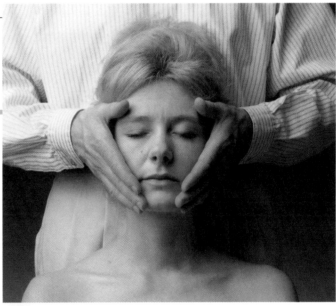

2 Sostenga la barbilla suavemente y efectúe effleurage arrastrando los bordes de los dedos pulgares desde los pómulos hasta la mandíbula.

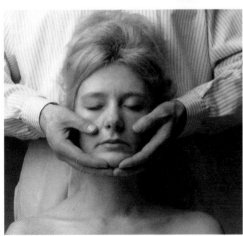

3 Coloque las manos en la parte delantera de la cabeza, con los dedos juntos. Suavemente aplique effleurage desde la frente hasta las sienes y continúe por el pelo alrededor de la cabeza.

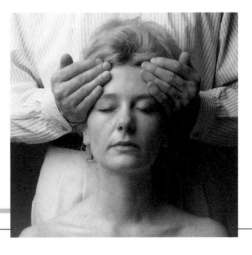

AMASAMIENTO

La gente asocia el masaje con la maniobra más profunda, denominada amasamiento, mediante la cual se aprieta los músculos curvados, como los de la parte delantera del muslo, con toda la mano y los dedos pulgares. Esta maniobra acaba con tensiones profundas y prepara a los músculos para mejorar su tono y que adquieran una cualidad más esponjosa, lo que ayuda a la circulación local y al corazón. Experimentar un amasamiento puede tener efectos emocionales. Al irse eliminando las tensiones profundas, a veces se emiten gemidos de placer que pueden dar paso a las lágrimas.

LA PIERNA

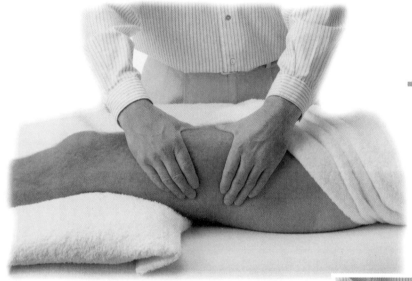

 1 La parte delantera del muslo es una de las zonas más musculosas del cuerpo. Asegúrese de que la rodilla esté apoyada sobre una almohada o toalla para favorecer el alivio de la tensión, especialmente en los pacientes varones, ya que en ellos el ángulo del muslo es diferente al de las mujeres. Agarre el centro de la parte delantera del muslo con las manos abiertas, sin apretar y sin dejar espacio libre entre la mano y la pierna.

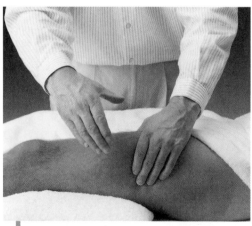

 2 Quite una mano del muslo y, al mismo tiempo, presione el muslo con la otra. Aumente la presión como si estuviese exprimiendo una esponja, pero no apriete con las yemas de los dedos.

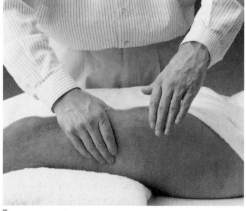

 3 Suelte la mano del muslo y deje que la otra tome el control. Repita la operación, de forma que los toques sean lo más iguales posible. Trabaje arriba y abajo del muslo, variando el agarre en función de la forma del muslo hacia la rodilla o hacia la parte delantera de la pelvis.

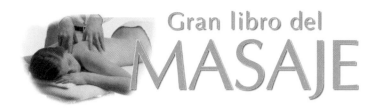
AMASAMIENTO DE OTRAS ÁREAS

LA CINTURA

*Esta parte del cuerpo contiene capas musculares profundas.
Inclínese sobre la camilla e intente agarrar la mayor
cantidad de músculo posible con las dos manos, tirando
hacia dentro y pasándolos entre manos y pulgares. Mueva
las manos arriba y abajo, desde la pelvis a la caja torácica
y desde el costado a la columna.*

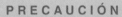

PRECAUCIÓN

**El amasamiento puede ser
excesivo y agotar tanto al
terapeuta como al paciente.
Para evitarlo, intercale las
maniobras de amasamiento
con el effleurage.**

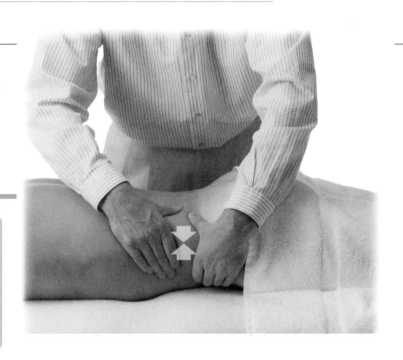

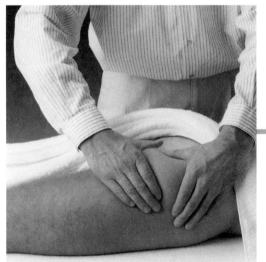

NALGAS

*Las capas musculares redondeadas de las nalgas se ajustan a la pelvis de
forma parecida a las capas de una cebolla. Para masajear estos músculos a
conciencia es necesario aplicar intensas maniobras de presión, empleando
toda la mano. Por las nalgas pasa el nervio más grande del cuerpo, de modo
que pellizcarlo o pellizcar la pierna producirá más tensión que relajación.*

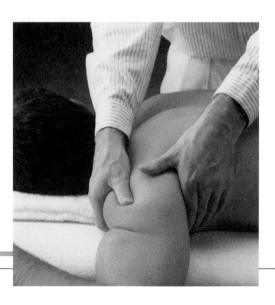

PARTE SUPERIOR DEL BRAZO

*El músculo situado en la parte superior del brazo, cerca del hombro, es lo
bastante grande como para beneficiarse del amasamiento. Agárrelo con las
manos y apriételo mientras mantiene una fuerte presión con los pulgares.*

SALUD

PETRISSAGE

La maniobra conocida con el nombre de petrissage consiste en agarrar el borde de un músculo, o una parte de músculo situada cerca de un hueso, y apretarla con las yemas de los dedos y los pulgares. Esta maniobra es la más adecuada para los músculos nervudos de las extremidades y de la parte superior de la espalda; tiene la misión de ajustar la tensión más que forzarla, ya que este tipo de músculo se resistiría a la fuerza. El petrissage permite trabajar el cuerpo con minuciosidad y se recomienda especialmente para niños y ancianos. Además, al aplicarlo también se beneficia el masajista, ya que desarrolla la sensibilidad de los dedos.

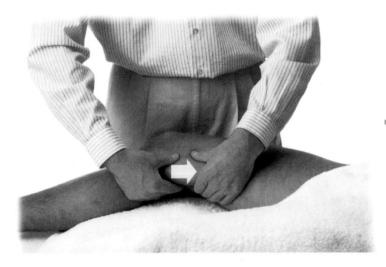

LA PIERNA

 Después de colocar una almohada o toalla grande bajo la rodilla, coja los músculos de la cara interna del muslo entre la yemas de los dedos y los pulgares, dejando un espacio libre entre la palmas de las manos y la pierna. Comience la maniobra justo debajo de la rodilla, con los dedos metidos debajo de ésta, y aplicando sólo una presión moderada.

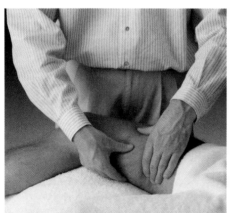

2 Desplace las manos lentamente a lo largo del músculo, apretando rítmicamente con presiones alternas que se van aligerando al acercarse a la parte superior de la pierna. Cuando haya recorrido dos terceras partes de la pierna, regrese a la rodilla, aumentando la presión gradualmente.

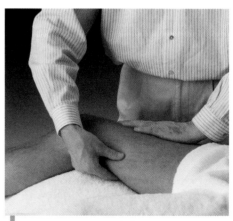

3 Otra posibilidad es mantener firme la pierna con una mano y utilizar la otra para efectuar un petrissage progresivo hacia arriba y hacia abajo del músculo. Estas maniobras realizadas con una sola mano están más concentradas, pero parecen requerir más energía, quizá por ser menos rítmicas.

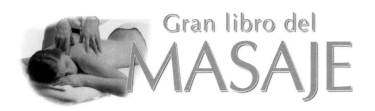

Gran libro del MASAJE

PETRISSAGE DE LA ESPALDA

PARTE SUPERIOR DE LOS HOMBROS

Ésta es la maniobra clásica del masaje, y los masajistas ponen mala cara cuando se realiza inadecuadamente en las películas. Se trata de un movimiento profundo, efectuado principalmente con la base del pulgar mientras se trabaja a lo largo del hombro apoyando ligeramente los dedos en la parte superior.

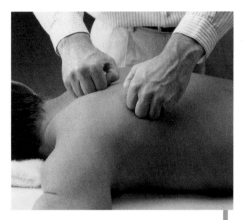

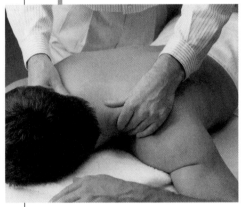

OMÓPLATO

Trate los músculos delgados de la espalda con petrissage nudillar. Utilice los nudillos pequeños, los medianos o los grandes en función del músculo. En todos los casos arrastre los nudillos irregularmente a través de los omóplatos y entre el espacio que los separa.

OTRA ALTERNATIVA PARA EL OMÓPLATO

Con los pacientes ligeros de peso se puede emplear la misma técnica básica que el petrissage nudillar pero poniendo los dedos rígidos en vez de –o además de– los nudillos. Arrástrelos sobre el omóplato de manera similar.

COLUMNA VERTEBRAL

Coloque las yemas de los dedos a un lado de la columna y los pulgares a otro. En esta posición están descansando sobre los músculos erectores de la espalda. Presione ligeramente los pulgares y el resto de los dedos y deslícelos acercándolos y alejándolos entre sí, hacia arriba y hacia abajo de la espalda. Esta maniobra debe realizarse hacia el final de un masaje de espalda, ya que los erectores pertenecen a la capa muscular más profunda.

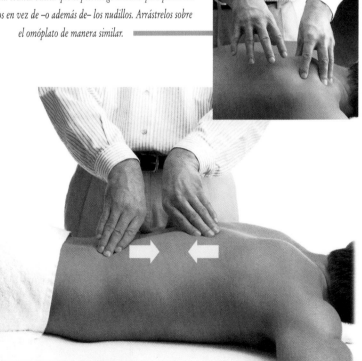

MANIOBRAS SUPERFICIALES

Las maniobras superficiales son movimientos derivados del petrissage. Se llaman superficiales porque alcanzan sólo a la piel, si bien sus efectos pueden ser más profundos. Tratan la piel como a un órgano, actuando en sus nervios y en la circulación y beneficiando a todo el cuerpo. Estas maniobras son ideales para masajes con aceite. En la aromaterapia proporcionan un movimiento ligero pero estimulante y el contacto suficiente para trabajar con las manos aceitadas. En el masaje de lesiones, aflojan los tejidos, aumentan la circulación y alivian las presiones dolorosas.

MOVIMIENTOS CIRCULARES

Es una maniobra de barrido, parecida a un effleurage, que arrastra suavemente las manos sobre la piel. Se puede aplicar a toda la espalda en cualquier dirección, con movimientos pequeños o amplios. También puede efectuarse en las nalgas, aumentando gradualmente la fuerza hasta llegar a otra maniobra: la «presión». Es muy eficaz como calentamiento para un masaje completo de espalda. Pueden efectuarse pequeños círculos manteniendo muy juntas las yemas de los dedos.

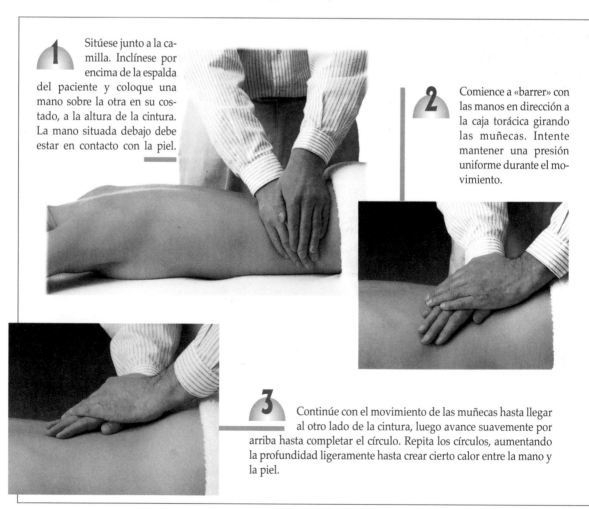

1 Sitúese junto a la camilla. Inclínese por encima de la espalda del paciente y coloque una mano sobre la otra en su costado, a la altura de la cintura. La mano situada debajo debe estar en contacto con la piel.

2 Comience a «barrer» con las manos en dirección a la caja torácica girando las muñecas. Intente mantener una presión uniforme durante el movimiento.

3 Continúe con el movimiento de las muñecas hasta llegar al otro lado de la cintura, luego avance suavemente por arriba hasta completar el círculo. Repita los círculos, aumentando la profundidad ligeramente hasta crear cierto calor entre la mano y la piel.

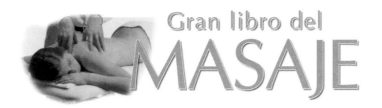

ABANICO

El abanico es una combinación de fricción y estiramiento. Es eficaz en zonas musculares amplias, como las que se encuentran en el abdomen y en la parte superior de la espalda. Consiste en una presión uniforme y repetitiva, que se extiende de manera regular por el cuerpo mientras se arrastran los dedos con un ligero estiramiento. Si se realiza con brusquedad, es una buena preparación para el masaje de espalda con aromaterapia. También es una maniobra muy calmante, casi hipnótica, si se realiza lentamente al concluir el masaje en lugar del effleurage.

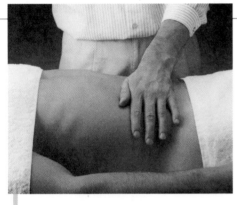

1 Situado de pie junto al costado izquierdo del paciente, extienda el brazo y coloque la base o pulpejo de la mano izquierda en el centro del abdomen, con los dedos encima de la cintura.

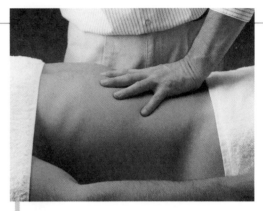

2 Efectúe un movimiento de abanico girando la mano hacia las costillas, y el codo en dirección a los pies del paciente. Concentre el movimiento en la base de la mano y deje que sus dedos se arrastren de forma pasiva. Continúe de esta forma hasta que las yemas de los dedos lleguen al otro lado de la cintura, momento en el que su codo estará situado frente a usted.

3 Sustituya la mano izquierda por la derecha, situándola un poco más arriba sobre el abdomen del paciente. Complete un abanico más bajo girando la mano suavemente hasta llegar de nuevo a la cintura del paciente, en su costado derecho.

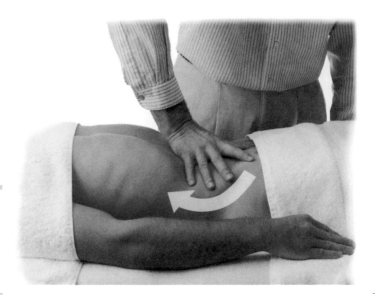

PINZA RODANTE

La pinza rodante es muy buena para la piel, la tonifica y aumenta su circulación y drenaje. Si se efectúa hacia el final del tratamiento, es una buena forma de comprobar el éxito de las maniobras anteriores. Si todo ha ido bien, la piel debe estar templada y flexible, y el rodamiento sobre las estructuras más profundas no debe causar dolor. Si se nota cierta rigidez, debe rastrillarse la zona o aplicarse repetidamente pinzamiento con los pulgares.

1 Coloque las manos transversalmente sobre la zona de los hombros. Coja la piel entre los pulgares y el resto de los dedos de ambas manos y sosténgala sin apretar.

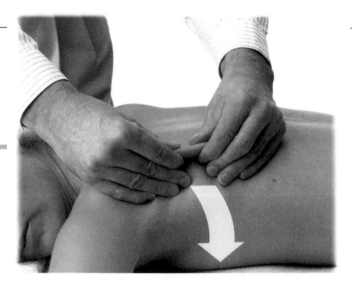

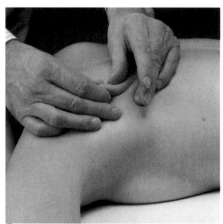

2 Avance unos cuantos dedos de las manos, aumentando ligeramente la presión sobre la piel. Deslice los pulgares hacia los dedos para crear un efecto de ola.

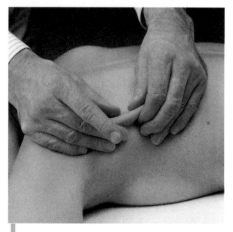

3 Continúe avanzando con los dedos y empujando suavemente los pulgares, hasta que la ola llegue al borde del pecho. Repita estos movimientos por toda la espalda, trabajando desde la columna hacia el costado, y luego desde la parte superior de la espalda a la inferior.

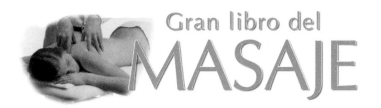
RECOGIDA

La recogida es una maniobra breve y tirante que se efectúa en zonas amplias para lograr un efecto tonal. No se parece a la forma de agarrar del amasamiento, dado que cualquiera que sea el tejido que se pueda recoger entre los dedos inmediatamente se deja libre. Su objetivo es la piel, pero también logra una reacción de los músculos que se estiran transversalmente por el cuerpo, como los músculos abdominales y las estructuras más pequeñas asociadas con las paletillas.

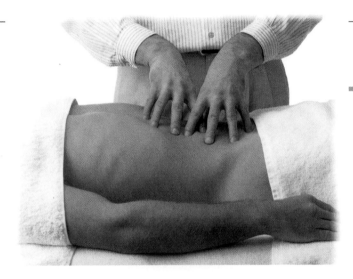

1 Coloque una almohada debajo de las rodillas del paciente. Sitúe las yemas de los dedos y los pulgares sobre el centro del abdomen. No mueva los brazos.

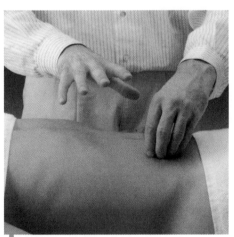

2 Presione ligeramente con la mano izquierda y contraiga los dedos rápidamente, al tiempo que levanta y separa los dedos de la mano derecha. Procure lograr el efecto de agarre sin pellizcar la piel del paciente.

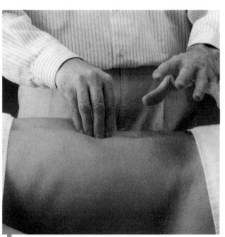

3 Realice la acción al contrario, agarrando el abdomen con los dedos de la mano derecha mientras levanta y abre la izquierda. Aumente la velocidad y la profundidad, y trabaje durante 20 segundos.

FRICCIÓN

*Las maniobras de fricción pueden referirse a los «frotamientos» de los que hablaba Hipócrates al describir el masaje.
Su finalidad no es sólo calentar una zona, sino tirar fuerte de las capas de la piel y del músculo para lograr un efecto
de aflojamiento. Suele efectuarse tras una lesión, en la que por una complicación se ha producido una adhesión.
La fricción acelerada puede tener un efecto vibrante en los músculos cansados que no pueden ser apretados.
Si se establece un contacto firme durante la fricción, la maniobra se convierte en la llamada «sacudida».*

1 Coloque los cantos de las manos de forma transversal sobre el muslo. Procure mantener el contacto con la piel pero sin apretar. Si las piernas tienen vello, intente utilizar un poco de talco o de aceite.

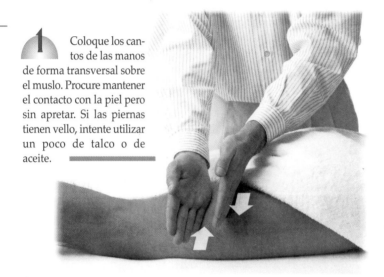
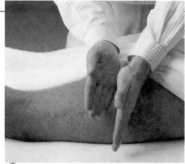

2 Mueva las manos arriba y abajo del muslo, deslizándolas rápidamente atrás y adelante con movimientos breves durante unos 20 segundos. Esta maniobra debe producir calor, pero tenga cuidado de no exagerar el efecto.

FRICCIÓN EN OTRAS ÁREAS

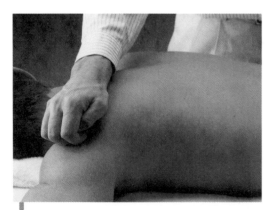

PARTE SUPERIOR DE LOS HOMBROS

Cierre un poco el puño sin apretar y apoye los nudillos pequeños sobre la zona de los hombros. Moviendo la muñeca de un lado a otro, efectúe fricciones en forma de onda en todas direcciones.

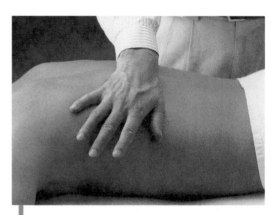

TÓRAX

Estire los dedos y sepárelos un poco; luego colóquelos a un lado del tórax. Efectuando movimientos de muñeca similares a los anteriores, pero más exagerados, frote hacia arriba y hacia abajo a lo largo de toda la caja torácica.

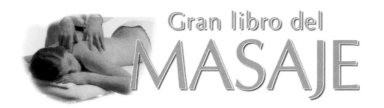

RASTRILLADO

El rastrillado, llamado también «rascado» y «plumas erizadas», es una maniobra enérgica que relaja mucho más de lo que pueda parecer. Una de las razones de esta relajación es que la estimulación superficial inicial se convierte en una sensación de contención a medida que la piel adquiere firmeza con la maniobra. Se puede efectuar como primera maniobra de calentamiento en un masaje de espalda o bien sobre un músculo que sufre un espasmo. El rastrillado es muy útil sobre todo en la rehabilitación de una lesión, con el fin de sensibilizar antes del ejercicio.

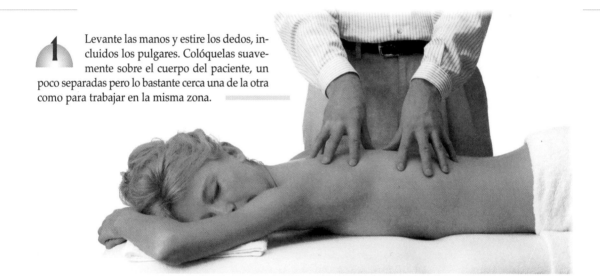

1 Levante las manos y estire los dedos, incluidos los pulgares. Colóquelas suavemente sobre el cuerpo del paciente, un poco separadas pero lo bastante cerca una de la otra como para trabajar en la misma zona.

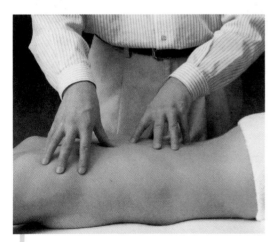

2 Desplace las manos bruscamente, en dirección contraria una de la otra, manteniendo las muñecas rígidas. Rastrille el cuerpo del paciente con los dedos, hacia atrás y hacia delante, 10 veces.

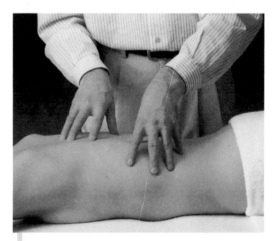

3 Desplácese a otra zona, repitiendo la acción hasta haber tratado toda la espalda. El espacio situado entre los omóplatos es especialmente sensible al rastrillado.

APORREAMIENTO

El aporreamiento consiste en mantener las manos pegadas contra el cuerpo del paciente y sacudirlas para lograr una profunda vibración de los músculos y de otras estructuras internas. Las zonas del cuerpo que más se benefician de esta maniobra son las piernas y los hombros, en los que no es posible aplicar la maniobra de «recogida» sobre los músculos. Para efectuarla apropiadamente hay que procurar no levantar las manos ni romper el contacto con la piel, ya que esto transformaría el efecto de sacudida del aporreamiento en una modalidad de percusión.

1 Inclínese hacia delante y coloque los bordes de sus puños contra la parte externa del muslo. Manténgase muy cerca de la camilla y concentre la maniobra en las manos, bloqueando los codos.

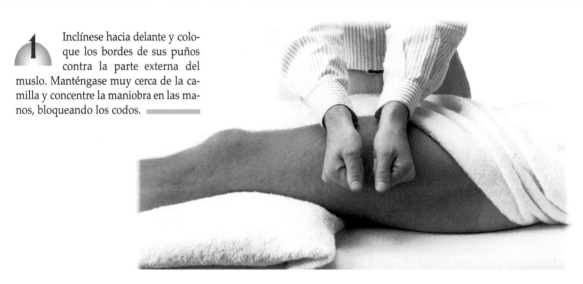

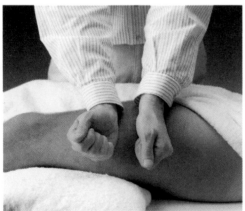

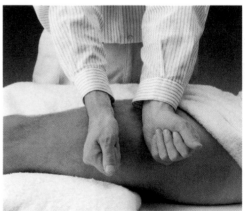

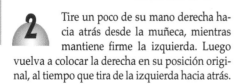

2 Tire un poco de su mano derecha hacia atrás desde la muñeca, mientras mantiene firme la izquierda. Luego vuelva a colocar la derecha en su posición original, al tiempo que tira de la izquierda hacia atrás.

3 Aumente la velocidad hasta lograr un efecto vibrante hacia atrás y hacia delante. Recuerde mantener los codos extendidos y siga aporreando a toda velocidad durante 10 segundos. Esta acción ejerce una presión profunda en el interior de la pierna sin llegar a golpearla.

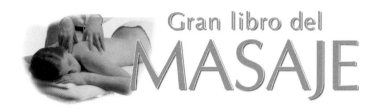

PINZAMIENTO CON LOS PULGARES

Esta maniobra consiste en retorcer la piel de un músculo apretado o adherido. Es muy específica y permite moverse sobre un área tensa sin causar molestias. Este tipo de tensión suele manifestarse como un pequeño enrojecimiento de la piel tras el effleurage, lo que indica que es el momento de aplicar un pinzamiento con los pulgares. Si esta maniobra se efectúa con las manos planas y más separadas, se puede aplicar a una zona más amplia del cuerpo. Los pulgares deben mantenerse rectos sobre la piel, haciendo una pequeña hendidura en ella.

1 Coloque las yemas de los dedos y los pulgares sobre la parte superior de la espalda del paciente, manteniendo los dedos juntos pero separando un poco los pulgares. No mueva las muñecas.

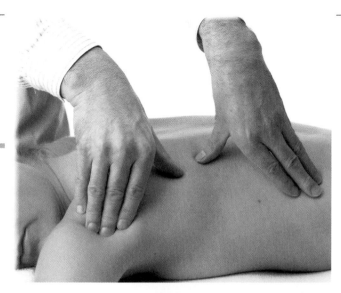

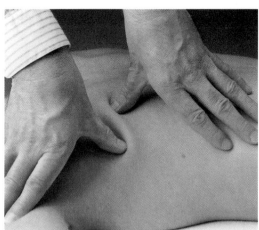

2 Presione las manos para establecer un contacto firme con la piel y muévalas de forma que el pulgar izquierdo se desplace por detrás de su mano derecha trazando un pequeño semicírculo, a la vez que el pulgar derecho se desplaza por delante de su mano izquierda.

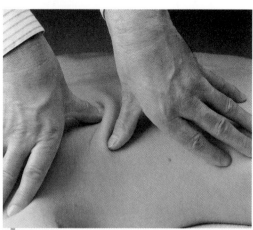

3 Repita la acción al contrario y aumente la velocidad, efectuando movimientos en forma de «S» sobre la piel. Continúe durante 20 segundos y luego repita la maniobra cambiando el ángulo de las manos con respecto a la posición inicial.

SALUD

ESTIRAMIENTO

La piel no es sólo una membrana pasiva que recubre el cuerpo; es un órgano muscular elástico que ayuda a contener a los músculos. La elasticidad y resistencia de la piel y de sus músculos se demuestra por la forma en que se recupera tras un embarazo, sin embargo, se beneficia de las maniobras de estiramiento, las cuales ejercitan la piel y la mueven libremente sobre las estructuras situadas por debajo. Debido a que comparte controles nerviosos con otros órganos, tratar la piel situada por encima puede afectar a órganos como los pulmones.

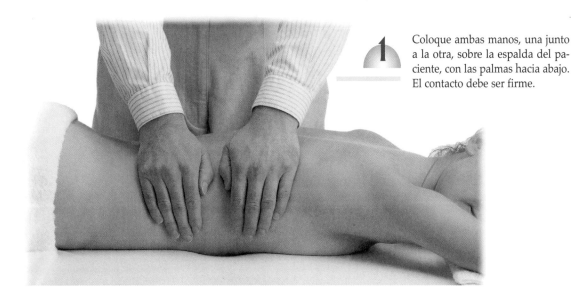

1 Coloque ambas manos, una junto a la otra, sobre la espalda del paciente, con las palmas hacia abajo. El contacto debe ser firme.

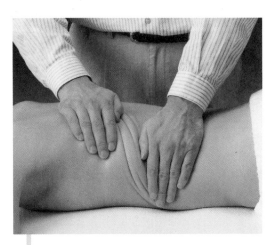

2 Presione la espalda y lentamente deslice las manos en direcciones opuestas, moviendo la piel todo lo que pueda. Quizá no pueda moverla mucho, pero un poco está bien para empezar.

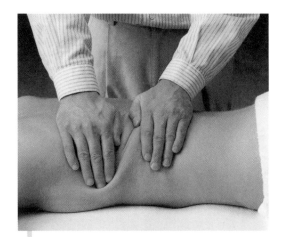

3 Disminuya la presión, pero mantenga el contacto con la piel y efectúe el movimiento a la inversa. Repítalo 6 veces y luego desplácese hacia arriba y transversalmente para tratar toda la espalda.

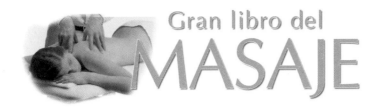
PRESIÓN

Esta forma de presionar consiste en un movimiento de empuje-deslizamiento con las manos cruzadas para asegurar una presión uniforme. Es especialmente apropiado para el centro y los laterales de la espalda, y al pasar por los riñones proporciona una importante fricción sobre éstos. Evite el contacto directo con la columna a la altura de la cintura o la base del cuello. Por una cuestión de comodidad, el paciente debe espirar cuando nota la presión en la posición inicial e inspirar en la maniobra de regreso.

1 Cruce las manos, y manténgalas muy próximas, sobre la parte baja de la espalda (región lumbar). Mantenga el contacto con la base de las manos, que deben descansar una a cada lado de la columna vertebral.

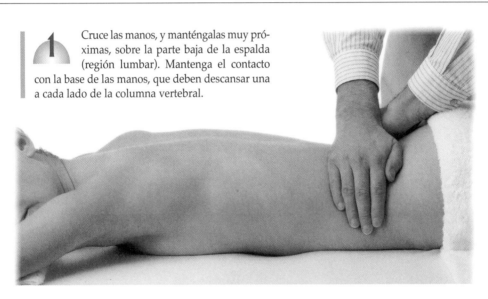

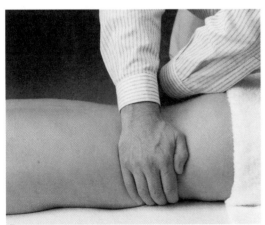

2 Empuje y deslice cada mano hacia los lados y presione alrededor de la cintura del paciente. Deténgase para comprobar que la maniobra está sincronizada con la respiración del paciente.

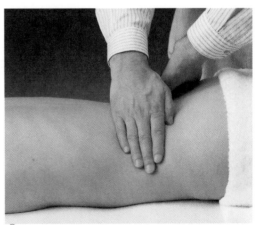

3 Tire de las manos apretándolas contra el cuerpo y regrese al centro con una presión moderada. Repita la acción dos veces más, y luego avance un poco hacia arriba de la espalda y continúe hasta la altura de los hombros.

SALUD

PERCUSIÓN

El tratamiento del masaje se completa mediante las maniobras estimulantes de la percusión. Su propósito es el de reintegrar al cuerpo, de modo que la transición del paciente desde un estado de profunda relajación al movimiento diario sea total. La percusión consiste en golpear los músculos y la piel empleando movimientos inusuales de muñeca. Las manos tocan la piel con distintas partes, según la zona del cuerpo. La reintegración se logra golpeando lentamente al principio y aumentando poco a poco la velocidad hasta llegar al máximo, para detenerse bruscamente tras 20 segundos

HACHAZOS

Esta maniobra intenta despertar a los músculos y puede aplicarse a todo el cuerpo excepto la cara.
Su técnica se ha hecho famosa en los masajes que aparecen en los medios de comunicación, pero
en realidad es bastante difícil. Lo más complicado de esta maniobra –y de otras maniobras de percusión–
es golpear uniformemente con las dos manos, algo que se aprende de forma natural con la práctica.

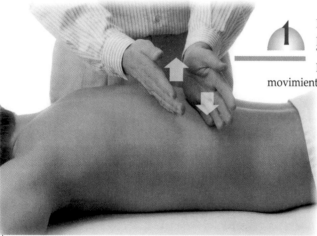

1 Estire las muñecas y los dedos y coloque sus manos paralelamente a lo ancho de la espalda del paciente. Tire de golpe hacia atrás la mano derecha e incline los dedos de la izquierda hacia el cuerpo, con un movimiento de muñeca exclusivamente.

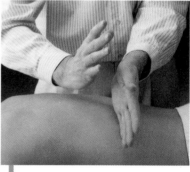

2 Rápidamente, efectúe el movimiento inverso de modo que las manos pasen una junto a la otra, y repita la acción continuamente a una velocidad moderada.

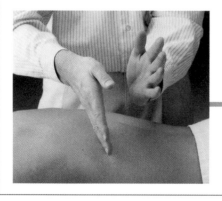

3 Una vez establecido un ritmo, aligere los toques, como si saludara con las manos contra el cuerpo del paciente. Mantenga los dedos paralelos pero relajados: mientras trabaja debe oír cómo se golpean unos contra otros.

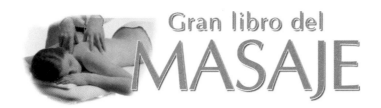
PERCUSIÓN EN VENTOSA

Esta maniobra prepara a los grupos musculares más grandes para la actividad tras el masaje. Se utiliza en los contornos más redondeados del cuerpo, pero también puede aplicarse por encima de la caja torácica para aliviar la congestión respiratoria. La taza que se forma con las manos debe ser hermética y las muñecas efectúan el mismo tipo de movimiento repetitivo y controlado que se emplea en los hachazos. Oirá un profundo sonido hueco al golpear el aire en la superficie de la piel. Si se producen marcas rojas de los dedos, es indicación de que la taza es poco profunda; comience de nuevo con más tensión en las palmas de las manos.

1 Mírese las manos y forme dos tazas lo bastante apretadas como para contener agua. Mantenga los pulgares rectos y pegados al dedo índice. Vuelva las manos hacia abajo y colóquelas sobre la nalga del paciente.

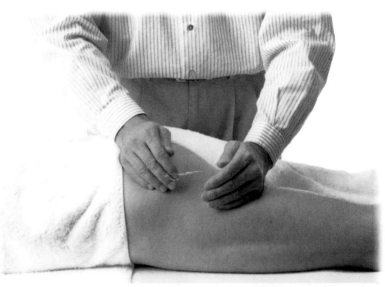

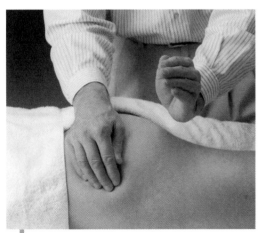

2 Contraiga la muñeca para tirar de la mano derecha hacia atrás levantándola del cuerpo del paciente, e incline la otra mano hacia la nalga, moviéndolas sólo con las muñecas.

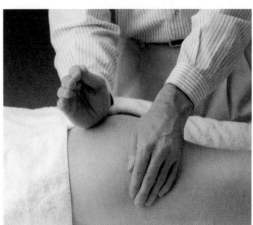

3 Alterne las manos, golpeando el cuerpo del paciente bruscamente, y suavice después los golpes contra el cuerpo. Esta maniobra debe producir un fuerte sonido cuando cada mano golpea la piel.

SALUD

GOLPETEO

El golpeteo es la forma más apropiada de percusión para las zonas del cuerpo con músculos más fuertes, y para personas que en general son muy musculosas. Se trata de la maniobra de percusión más penetrante cuyo objetivo es estimular las capas musculares. Tanto los grandes músculos de las nalgas como los de la parte superior de los brazos y los de las piernas se benefician de este tratamiento. Las manos deben permanecer tensas durante toda la maniobra, ya que, al igual que sucede con otras formas de percusión, toda la acción se efectúa con el movimiento de las muñecas.

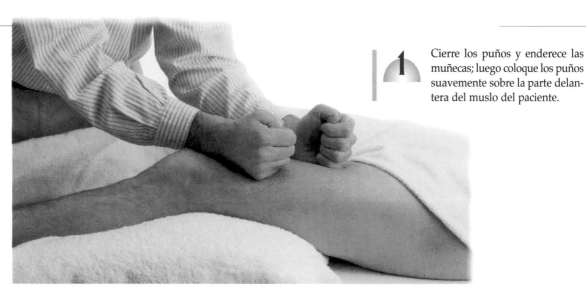

1 Cierre los puños y enderece las muñecas; luego coloque los puños suavemente sobre la parte delantera del muslo del paciente.

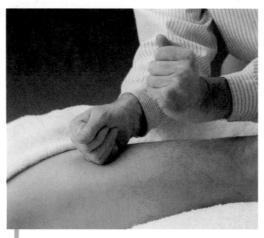

2 Tire de la mano derecha hacia atrás mientras inclina la izquierda sobre la pierna. Luego golpee con la mano derecha la pierna mientras retrae la izquierda.

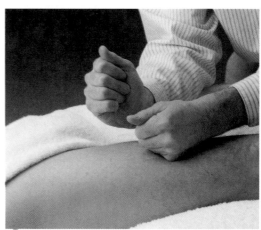

3 Continúe, aumentando la velocidad y el ritmo. El golpeteo puede resultar muy fatigoso, de modo que tal vez 10 segundos sean suficientes. Tenga cuidado de no golpear los huesos grandes situados cerca, ya que sacudirá todo el esqueleto.

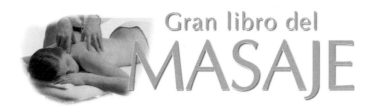

GOLPECITOS CON LAS YEMAS

En la cara y otras zonas del cuerpo que, por cualquier motivo, se encuentran en una situación delicada pueden aplicarse unos golpecitos con la yema de los dedos (también conocidos como tapotement). Ésta es la forma de percusión más superficial, pero puede efectuarse a mayor velocidad que las demás. Los golpecitos en la cara estimulan localmente pero relajan a nivel general, debido a la reacción refleja que cualquier toque de la cara provoca en el nervio vago. Esto significa que esta maniobra es ideal para concluir un masaje facial.

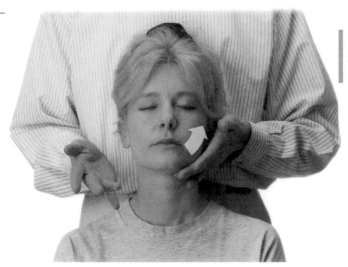

1 Mantenga las manos ligeramente abiertas y coloque los dedos sobre la papada, dando golpecitos hacia arriba a lo largo de la línea de la mandíbula. Mantenga una velocidad uniforme y moderada durante 20 segundos.

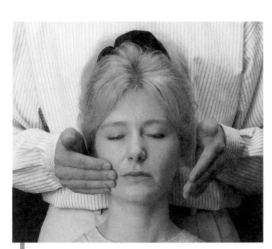

2 Con los dedos juntos, golpee suavemente las mejillas flexionando los nudillos alternativamente. Este movimiento puede aplicarse también a las sienes y a la frente, pero mucho más suavemente. Toda la operación debe durar aproximadamente 20 segundos.

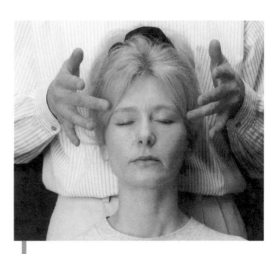

3 Tamborilee con los dedos suave y lentamente toda la cara, aumentando la velocidad, durante 20 segundos. Evite el contacto directo con los ojos y la punta de la nariz, pero no excluya las orejas, ya que en ellas la experiencia resulta muy agradable.

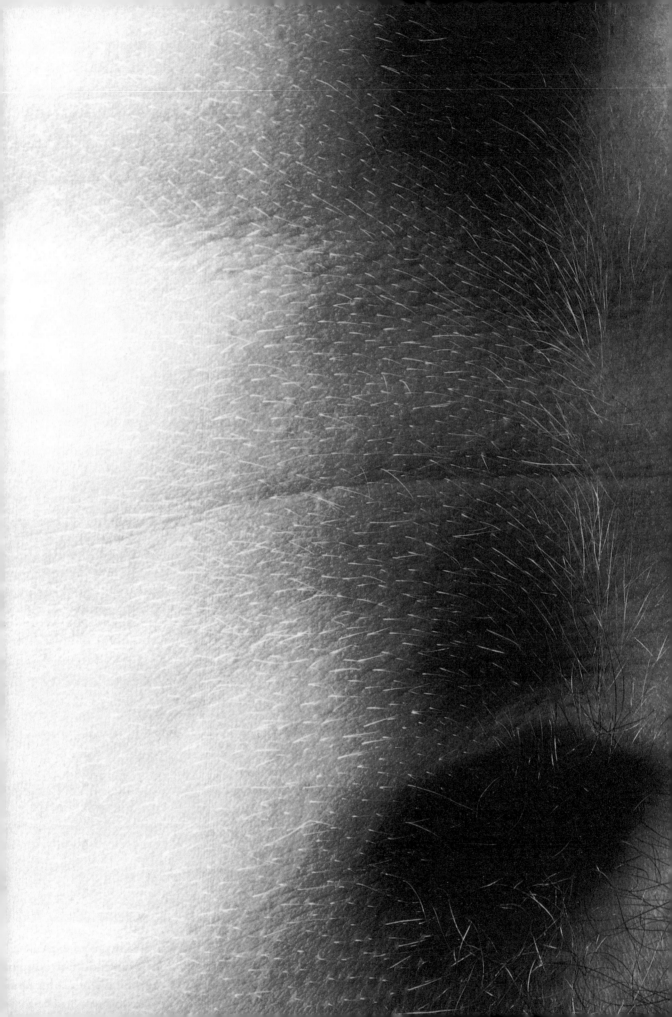

El masaje en la PRÁCTICA

CUARTA PARTE

SALUD

PREPARACIÓN PARA EL MASAJE

El masaje se puede efectuar en cualquier lugar –en una elegante clínica de adelgazamiento o en la esquina de una calle de la India; en la sala de estar de una residencia de ancianos o en el paritorio de una maternidad. A veces es la necesidad la que impone las circunstancias, como sucede cuando los músculos de un atleta se han agarrotado; pero el lugar ideal es más tranquilo, en consonancia con los objetivos y métodos del masaje. Algunos sitios, como la orilla del mar, facilitan el masaje porque reflejan la sensualidad del effleurage. El trabajo en condiciones adecuadas ayudará a mantener la salud física del masajista.

Además de unas manos sensibles, el equipo necesario para el masaje depende en gran parte del tipo de práctica que se va a ofrecer. En las ciudades grandes, masajistas itinerantes acuden a las oficinas y atienden a los trabajadores sentados junto a su mesa de trabajo. Un masaje más concienzudo requiere algunos elementos muy prácticos, como por ejemplo una camilla portátil para visitas a domicilio. Otros estilos de terapia pueden requerir muebles, zonas con biombos, iluminación suave y música de fondo para crear una atmósfera relajante.

¿SUELO, CAMILLA O MESA?

Lo primero que se necesita es algo donde el paciente pueda tumbarse. Efectuar el masaje sobre el suelo, en una mesa de comedor tapada o sobre un colchón eléctrico especial es una cuestión de estilo y posibilidades económicas. La sencillez del shiatsu, que sólo requiere un simple colchón y poco más, obviamente supone un gasto mínimo. Este método puede ser muy eficaz desde el punto de vista psicológico, aunque trabajar en el suelo no es recomendable para las técnicas más activas del masaje. Por otro lado, un método más técnico, con camillas ajustables, lámparas calentadoras y equipos giratorios, requiere una mayor inversión, aunque probablemente impresionará a algunos pacientes.

Al principio, lo mejor es hacer uso de lo que tenga a su alcance. Muchos ilustres masajistas terapeutas comenzaron adaptando una

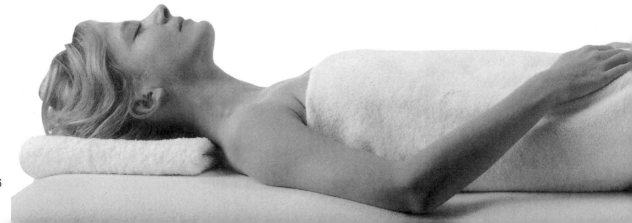

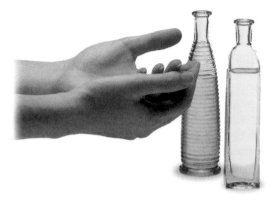

mesa de comedor aunque ésta tiene el problema de la falta de longitud; se puede solucionar colocando grandes almohadas en un extremo, de forma que los pies del paciente sobrepasen el borde cómodamente. Se puede conseguir una superficie más confortable si se recubre de gomaespuma.

El verdadero desafío que presenta una mesa de comedor es su altura, ya que ésta puede causar muchos problemas al masajista. Existen varias formas de ajustar la altura de una mesa, tales como colocar bloques debajo de las patas para elevarla o utilizar un tablón grande o pasarela que eleve al masajista. La experiencia aconseja adaptar el entorno a la mesa, en lugar de serrar ésta.

TOALLAS

Algo fundamental en el equipo es una gran toalla o tela para cubrir el cuerpo del paciente. Esto es una necesidad fisiológica, incluso en países cálidos, puesto que la temperatura de la parte del cuerpo que

no se está masajeando desciende y necesita aislarse. Además, las partes del cuerpo que se están masajeando, deben cubrirse en seguida después del tratamiento para evitar que se enfríen rápidamente.

Tapar con toallas resulta algo muy neutral y la mayoría de la gente lo asocia con el alivio de la tensión. Si se cubre al paciente eso también sirve para respetar el pudor. Y es importante, no por temor a una intimidad de carácter sexual, sino porque es una muestra de delicadeza por parte del masajista. Las toallas pueden tener también otras utilidades, como por ejemplo servir de almohadas, o como cuñas para ayudar a relajar la tensión de las articulaciones.

ACEITES Y POLVOS

Algunos pacientes prefieren el masaje con aceites, mientras que a otros la idea de ser «engrasados» les resulta desagradable. Los aceites vegetales de buena calidad son muy útiles para masajes de-

portivos y con niños o ancianos, en los que deben rebajarse las presiones de las maniobras. Vierta un poco de aceite cada vez en su mano para que se caliente un poco, en lugar de hacerlo directamente sobre el paciente. Cuando utilice aceites esenciales, tenga mucho cuidado de no causar irritación en los ojos o a su alrededor. Estos aceites pueden dañar también la ropa de los pacientes.

Los polvos de talco no tienen propiedades terapéuticas. Lo utilizan los terapeutas en formación hasta perfeccionar la maniobra de effleurage, y no posee ninguna otra utilidad en el masaje.

BIOMBOS

Algunos masajistas ofrecen a sus pacientes un biombo para desvestirse, que proporciona una sensación de intimidad y ahorra al masajista situaciones incómodas; también puede facilitar el hecho de vestirse y desvestirse, ya que el paciente no se distrae. Sin embargo, la forma de desvestirse puede comunicar

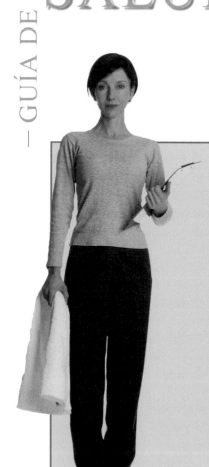

VESTIMENTA ADECUADA

ROPA

Es mejor solucionar todo lo relacionado con su ropa antes de que dé comienzo el masaje, con el fin de no tener que quitarse ninguna prenda durante un tratamiento. Un suéter ligero pero cálido, con mangas estrechas, largas o tres cuartos, permite moverse libremente.

PELO

Si el pelo le cuelga sobre los ojos o puede tocar al paciente durante un masaje de cabeza o de cara, recójaselo hacia atrás. El pelo debe estar bien peinado antes del tratamiento para evitar la posibilidad de que caiga algún cabello sobre el paciente.

CALZADO

Lleve siempre zapatos en la primera consulta, pero si, por comodidad, prefiere estar descalzo cuando efectúe el tratamiento, puede quitárselos después de comenzar el masaje y volvérselos a poner cuando acabe.

MANOS

Además de lavarse las manos –y limpiarse las uñas con un cepillo– antes de cada tratamiento, quítese las sortijas grandes, relojes y pulseras. Las uñas deben estar cortas y sin punta. Realice ejercicios para fortalecer las manos con el fin de prepararlas para las maniobras y, si fuese necesario, suavícelas con una crema de manos normal.

---

muchas cosas a un masajista observador y esta posibilidad se anula si el paciente utiliza un biombo.

AMBIENTE

El ambiente del masaje debe ser cálido y bien ventilado, sin restos de tratamientos anteriores. Una ventilación inadecuada puede hacer sentir al paciente somnolencia cuando se incorpore, por ello conviene abrir las ventanas del todo después de la última sesión. La higiene de la camilla puede mantenerse cambiando las toallas o utilizando tiras de papel de rollo. Si se va a aplicar más de un tratamiento con aceite esencial durante una sesión de terapia, intercale entre ellos un tratamiento sin aceite. El sol que entra en la sala de tratamientos es muy terapéutico si cae sobre el cuerpo del paciente. La luz artificial debe ser tenue y no molestar a los ojos del paciente. Una música de fondo puede resultar útil cuando el paciente esté en la camilla, pero tenga cuidado: tal vez lo que a usted le parece apropiado no le guste a su paciente, bien sea al principio del masaje o una vez comenzado éste, lo cual podría arruinar sus esfuerzos por lograr un ambiente relajado.

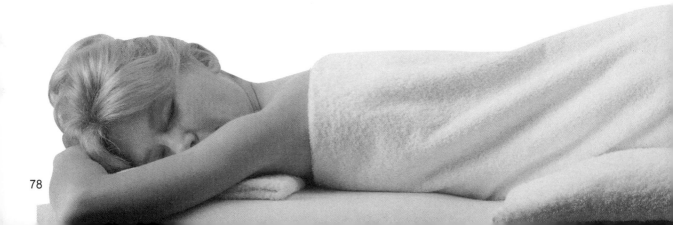

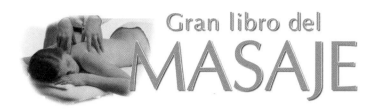

PUNTOS IMPORTANTES

Un tratamiento de cuerpo entero puede modificarse o no aplicarse si el paciente:

- Tiene una enfermedad degenerativa/inflamatoria.
- Está bajo una terapia manipulativa (osteopatía).
- Toma una medicación fuerte (esteroides).
- Ha sido sometido a una intervención quirúrgica recientemente.
- Se ha lesionado recientemente (menos de 48 horas antes).
- Está embarazada o tiene la menstruación (en ese caso, se le pueden enseñar técnicas de automasaje).

AUTOAYUDA

Los masajistas profesionales practican algún método para «calmarse» al final de cada sesión, con el fin de dejar a un lado los problemas físicos y emocionales de sus pacientes. Cada uno tiene su propia técnica, que puede consistir en estiramientos de las manos, giros de tronco, fricciones o meditación. A medida que usted vaya adquiriendo práctica, ideará un método propio que se adapte a sus necesidades.

PRECAUCIONES BÁSICAS

Existen ocasiones en las que el masaje tiene que modificarse o incluso restringirse a un tratamiento mínimo. Los masajistas se guían por el historial médico del paciente en la primera consulta. Al mismo tiempo, anotan cualquier reserva personal o resistencia que el paciente pueda tener hacia algún aspecto particular del tratamiento.

Puesto que algunos pacientes quizá no sean del todo sinceros en lo que respecta a su historial médico, muchos masajistas profesionales les piden que firmen un descargo que reconozca una responsabilidad compartida en lo que respecta al resultado del tratamiento. Algunos pacientes acuden a las terapias complementarias para llenar el vacío que les ha quedado al interrumpir un tratamiento convencional. En tales casos hay que estar alerta ante cualquier proceso patológico conocido o ante condiciones psicológicas que pudieran hacer que la respuesta del paciente al masaje fuera menos predecible. En caso de duda, el masajista terapeuta puede consultar con el médico del paciente para buscar un tratamiento apropiado.

NORMAS GENERALES

En algunas ocasiones el masaje a todo el cuerpo puede estar contraindicado. Entre ellas se incluye el embarazo, el período inmediatamente posterior a una lesión y durante fases agudas de cualquier enfermedad. Los estados crónicos, si son degenerativos, pueden recibir sólo masajes modificados. Como norma general, evite las maniobras de presión y percusión en zonas inflamadas. Pueden efectuarse lentamente maniobras de presión profunda en las zonas adyacentes para proporcionar alivio, pero por lo demás, las preferencias del paciente son la mejor guía.

Estas normas se aplican también a la aromaterapia. Es más, el uso de aceites esenciales debe interrumpirse durante el embarazo y las primeras etapas de la alimentación materna. Pueden introducirse en dosis muy pequeñas (uno por ciento o menos) y de forma gradual un mes después del parto. La principal contraindicación de la aromaterapia es que al paciente no le guste el aroma del aceite. Los efectos que se atribuyen normalmente a los aceites esenciales no son siempre fiables y no deben anteponerse a las preferencias del paciente.

ALMOHADONES Y CUÑAS

Se pueden colocar toallas y almohadas dobladas debajo de las zonas sensibles del cuerpo, y como cuñas para ayudar a dispersar la tensión de las articulaciones.

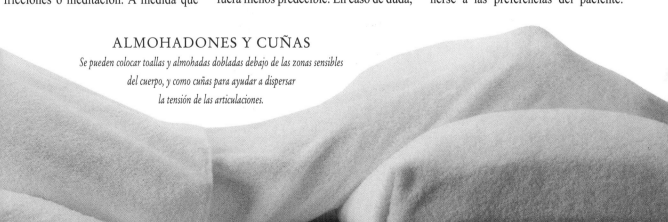

El masaje

La mayoría de los adultos acuden a su primer masaje con una serie de ideas preconcebidas. Con independencia de cuál sea el método del masajista, el receptor puede esperar que el masaje sea una experiencia atlética o hedonista, amenazadora o relajante, cariñosa o sexual, o completamente clínica. El masaje real pronto aclarará estas ideas, ya que lo que está en juego para el paciente es el modo en que reacciona a la manipulación. Esto a su vez depende de la experiencia personal del receptor en relación al contacto físico a lo largo de su vida. Dar un masaje es algo mucho más importante que el simple hecho de aplicar las maniobras.

La mayoría de los pacientes son especialmente vulnerables al primer toque de masaje y al último. Debe asegurarse de que el comienzo y el final del tratamiento sean lentos y suaves, cuidadosos y reconfortantes. El orden del masaje también es importante. El masaje de manos (*véase* pág. 88) puede ser una buena manera de comenzar ya que proporciona un punto de contacto conocido, y tanto el masajista como el paciente pueden hablarse normalmente.

A medida que el masaje avance, trate de mantener una actitud relajada y de confianza, y un plan de tratamiento flexible. Es esencial que sus pacientes sientan su sinceridad, disfruten del ambiente que rodea al tratamiento y aprecien su experiencia, pero usted no se crea obligado a hacer un esfuerzo en la presentación. A los pacientes les afecta la tensión del masajista, de modo que es mejor evitar una concentración intensa y dejar que su mente obre un poco a su antojo.

Lo que en realidad sucede en un tratamiento es responsabilidad de dos. Durante un masaje, cada una de las personas nota cuando algo no va bien; si sucede, deténgase. Un buen masaje depende de la comunicación; por tanto, si existe algún problema, tal vez sea mejor posponer el tratamiento para otro día.

ACLARAR LAS COSAS

Las ideas preconcebidas que la gente trae al masaje pueden afectar al modo en que se acercan a su primera experiencia. Aclarar estas ideas es un primer paso muy importante para cualquier tratamiento.

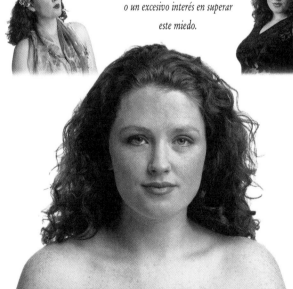

SENSUAL

El miedo a la sensibilidad física al masaje puede causar un retraimiento o un excesivo interés en superar este miedo.

HEDONISTA

El masaje puede verse como una agradable forma de escape de los problemas de la vida.

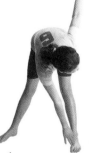

FÍSICO

Los que desean estar en forma acudirán al masaje para mantener el tono muscular.

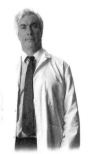

CLÍNICO

Si el masaje ha sido recomendado por un médico, el paciente quizá crea que el tratamiento va a ser una experiencia clínica.

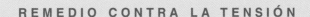

Gran libro del MASAJE

REMEDIO CONTRA LA TENSIÓN

El hábito de elevar los hombros en respuesta a la ansiedad es comprensible. Sin embargo, es probable que el hombro de la mano que más se utiliza se «enganche» y permanezca tenso incluso después de que la causa inicial de la tensión haya desaparecido. El tratamiento que presentamos es muy sencillo. El masajista efectúa unos movimientos guiados más que maniobras y hace que el hombro libere su tensión de forma mucho más eficaz que la conocida acción de «encogerse de hombros».

1 Sitúese detrás de su paciente, que permanecerá sentado, y observe cualquier posible diferencia en la altura de los hombros. La articulación puede parecer más elevada, el hombro puede estar girado hacia atrás, o tal vez el cuello parezca más corto en el lado afectado.

2 Coloque las dos manos del paciente en su regazo. Suavemente, levante el brazo del lado más tenso y dóblelo detrás de su espalda, sin causarle molestias.

3 Aplique repetidamente effleurage en un solo sentido, desde el cuello hacia el hombro. De vez en cuando hágalo por la parte delantera del brazo.

4 Sostenga el peso del brazo y elévelo por delante del cuerpo. Coloque una mano sobre la clavícula y utilice la otra para estirar el brazo hacia delante. Manténgalo así unos segundos, luego vuelva a colocar la mano en el regazo del paciente.

5 El hombro que estaba más tenso estará ahora más bajo. Aplique el mismo tratamiento al segundo hombro, y repítalo de nuevo sólo en el primero. Ambos hombros estarán más bajos.

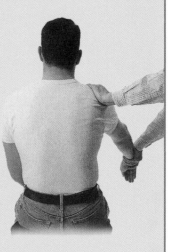

Postura del masajista

Para los principiantes, lo principal del masaje es aprender a utilizar las manos, pero con la experiencia se van dando cuenta de cómo participa todo el cuerpo. Esto significa que si la postura del masajista no es correcta, dar un masaje puede convertirse en algo realmente fatigoso. Una excesiva concentración en las maniobras causa tensión en los antebrazos. Inclinarse constantemente sobre la camilla puede ser peligroso para la parte inferior de la espalda. Cuando se dan masajes se tiende además a encoger los hombros y a reducir la respiración.

Ciertos tratamientos exigen un mayor desgaste físico que otros, pero es importante desarrollar una buena técnica que proteja al masajista de los trastornos derivados de la profesión. Sin embargo, dado que dar masajes proporciona la oportunidad de estar activo físicamente, existen también ciertas ventajas físicas que se pueden aprovechar. En realidad, la mayoría de los masajistas se alegran de tener varias citas seguidas, pues cuando efectúan un solo tratamiento ya están calientes y listos para efectuar más.

LA ESPALDA
Cualquier masajista que se precie se opondría a trabajar en una postura que implique el inclinarse continuamente hacia delante. Si no desea tener pro-

DE RODILLAS
Trate de evitar dar masajes de rodillas porque la posición fija que tendrá que adoptar con las piernas creará tensión en la espalda.

blemas de espalda, debe tomar ciertas precauciones y desarrollar una técnica perfecta.

La posición de los músculos de la espalda le permitirán el uso ininterrumpido de las manos que necesita para las minuciosas manipulaciones del masaje. Sin embargo, son sus piernas las que proporcionan el ritmo y el peso para que el tratamiento sea profundo, y confundir estas

dos zonas puede ser perjudicial para la parte inferior de la espalda.

Afortunadamente, una aplicación precisa de effleurage, la maniobra de masaje que más se efectúa, es muy positiva para el cuerpo del masajista. Permite que sus músculos se estiren y se reajusten sin afectar a la continuidad del masaje. Por tanto, hacer uso del effleurage con frecuencia tiene ventajas tanto para el paciente como para el masajista.

Esto es importante sobre todo si el tratamiento tiene que efectuarse de rodillas, lo que reduce considerablemente la flexibilidad. Si usted no puede utilizar una mesa y no tiene más remedio que arrodillarse, consiga un taburete especialmente diseñado para dar masajes que se ajusta entre los pies. Aunque efectuar masajes sentado también disminuye la flexibilidad y es un método que sólo debe emplearse para tratamientos cortos.

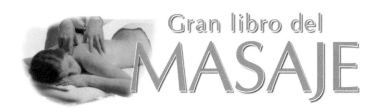

Gran libro del
MASAJE

RESISTENCIA Y POSTURA

Algunas personas no están seguras de si tendrán la resistencia suficiente para dar masajes con eficacia. Otros piensan que sus problemas relacionados con la postura pueden ser un impedimento para tratar a los demás. En realidad es todo lo contrario. Dar bien un masaje favorece la buena forma del masajista y existen numerosos ejemplos en los que dar masajes ha ayudado a las personas a comprender y remediar sus propios problemas de espalda. Cuando los movimientos del masaje se efectúan de la forma adecuada, resultan fluidos además de aportar fuerza y flexibilidad al masajista. Los dolores que sentimos son a veces el resultado de un esfuerzo excesivo y de nerviosismo en lo que se refiere a nuestra postura en general, lo cual puede reducirse aprendiendo a dar masajes. A pesar de ello, existen unas zonas concretas de posible tensión para los masajistas, y conviene conocerlas. Si usted aplica masajes con regularidad, debe emplear técnicas de autotratamiento, como las de fricción y alivio de la parte inferior de la espalda y asegurarse usted un masaje regular.

TENSIÓN
Si la camilla está demasiado elevada, usted elevará los hombros en compensación. Esto le ocasionará dolor en el cuello y en la espalda, de modo que compruebe la altura antes de comenzar.

POSICIÓN
Si usted está situado en posición central con respecto a la camilla, alcanzará todas las partes del cuerpo del paciente con facilidad simplemente doblando las rodillas.

ALTURA
Si necesita más altura, coloque una plataforma de madera en el suelo.

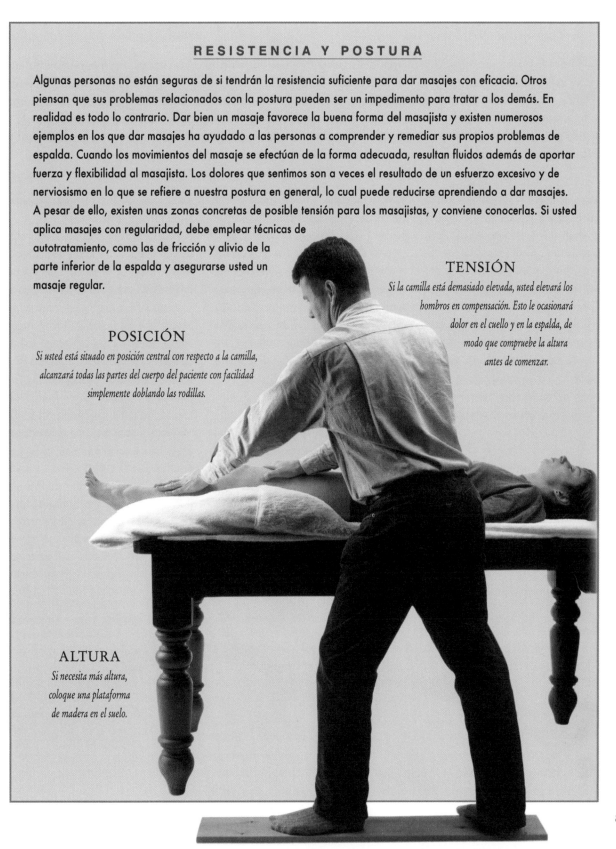

SALUD

Las manos

Las manos, con su inigualable combinación de destreza muscular y sensibilidad nerviosa, han sido calificadas como «la parte visible del cerebro». Al ser liberadas de su función locomotora, se han convertido en unas poderosas herramientas de precisión en las que los pulgares, utilizados en oposición al resto de los dedos, son capaces de realizar tareas que requieren fuerza y delicadeza. La sensibilidad de las manos es fundamental para el masaje, puesto que permite una comunicación directa con los pensamientos y sentimientos no expresados que se manifiestan en la tensión del cuerpo del paciente.

Cada una de nuestras manos está dotada de una increíble flexibilidad; consta de ocho huesos en la muñeca, cinco en la palma y catorce en los dedos. Se mueve mediante diminutos músculos incluidos en las manos y otros músculos más grandes y fuertes que operan por control remoto desde el antebrazo. Esto significa que, a pesar de la constante actividad de las manos, nunca se hacen más grandes a causa del ejercicio, sino que conservan su forma delgada y delicada.

La coordinación de la mano humana es tan perfecta que es la primera expresión de control físico en el niño. Un recién nacido puede agarrar con fuerza y a un niño pequeño se le puede dejar coger ciertos objetos valiosos sin que se le caigan. Las tareas difíciles que requieren habilidad manual se aprenden un poco más tarde, pero con rapidez. Pronto se desarrollan una serie de funciones que, partiendo de la fuerza y la precisión básicas, darán paso a la destreza necesaria para el masaje.

La admirable delicadeza de nuestras manos no es sólo una cualidad estética. Miles de terminaciones nerviosas transmiten la información más sutil desde el entorno al sistema nervioso central del cuerpo para su procesamiento. Nuestras manos pueden distinguir entre sensaciones agradables y amenazadoras. Son capaces de identificar el tamaño y la forma, la textura y la temperatura. Las manos, además, pueden recordar las sensaciones. Por eso el segundo tratamiento de masaje suele ser más efectivo, puesto que las manos del masajista reconocen al paciente y se dirigen rápidamente hacia las causas de las molestias en los músculos.

La expresividad de las manos –o su carencia– puede reflejar nuestro estado interno. Al ser herramientas terapéuticas, no es raro que las manos de un masajista se consideren como algo dotado de un significado emocional. Las manos del paciente también tienen un significado emocional y pueden hacer gestos igualmente simbólicos. Pueden adoptar posturas que reducen su tamaño, como apretar los puños, dejar caer cosas, humedecerse de pronto, y muchas de ellas están sometidas a la mutilación de quienes se muerden las uñas. Todas estas acciones tienen un gran significado para un buen observador.

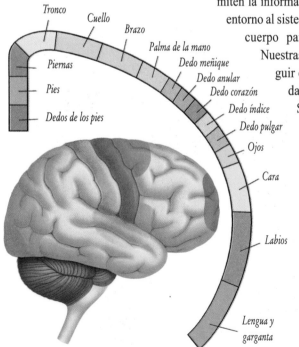

Tronco
Cuello
Brazo
Palma de la mano
Piernas
Dedo meñique
Dedo anular
Pies
Dedo corazón
Dedos de los pies
Dedo índice
Dedo pulgar
Ojos
Cara
Labios
Lengua y garganta

MANOS SENSIBLES

El cerebro y la médula espinal forman la unidad central de proceso del sistema nervioso, recibiendo los mensajes del cuerpo y enviando instrucciones. La sensibilidad relativa de las diferentes partes del cuerpo está representada en la figura por el tamaño de las secciones. La cara, los labios y la lengua poseen numerosos nervios sensoriales, mientras que el tronco y las extremidades son mucho menos sensibles. Los dedos y las palmas de las manos son también muy sensibles, lo que permite al masajista un acceso directo al estado físico y emocional del paciente tal y como se expresa a través de la tensión de su cuerpo.

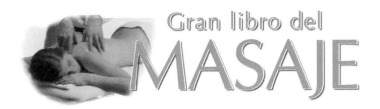

EL JUEGO DE LA SENSIBILIDAD

Los masajistas aprenden a confiar en la información que reciben de sus manos para aplicar los tratamientos más apropiados. Mientras la piel de la palma de la mano es relativamente gruesa, las yemas de los dedos contienen un enorme número de terminaciones nerviosas sensoriales, seguidas en sensibilidad por las plantas de los pies. Este ejercicio muestra lo seguro que puede ser nuestro sentido del tacto para registrar información. Al principio, pruebe este juego en las palmas de las manos, luego efectúelo un poco más fuertemente en la piel menos sensible del antebrazo. Finalmente, pruebe en la espalda, donde los nervios están más separados y registrar las sensaciones puede resultar mucho más difícil.

1 Siéntese al lado de su compañero de modo que éste pueda darse la vuelta fácilmente y no le vea. Toque la piel de su antebrazo. Dibuje con la yema del dedo una línea diagonal, por ejemplo, que vaya del codo a la muñeca. A continuación su compañero debe reproducir este movimiento de memoria en su antebrazo.

2 Si la reconstrucción ha sido correcta, repita el primer movimiento y luego añada una nueva impresión, un nuevo dibujo, como tres o cuatro «puntos». Pida a su compañero que repita el estímulo inicial y el nuevo.

3 Continúe con otro tipo de contacto, como por ejemplo una línea ondulante. Si su pareja reproduce correctamente toda la secuencia, continúe añadiendo otras sensaciones hasta que resulte imposible reconstruirlas. Luego cambien los papeles y comiencen de nuevo.

Pruebe a realizar el ejercicio sobre el omóplato. Ésta no es una zona especialmente sensible, pero allí suele acumularse tensión y, por tanto, es un buen sitio para crear una mayor conciencia ante las más ligeras presiones. **4**

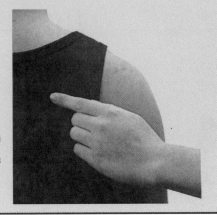

CALENTAMIENTO PARA EL MASAJE

A veces nuestras manos están demasiado ocupadas y cansadas para dar masajes. Nuestras habilidades motoras se centran en ellas desde el momento en que nos despertamos y, sin embargo, están muy lejos de las fuentes de circulación sanguínea y de energía nerviosa. Al igual que los pies, carecen de músculos que las ayuden a disipar el cansancio, y los que las controlan a menudo sufren una gran tensión. Por tanto, para asegurarse de que el masaje no añade nuevas exigencias a sus manos, practique los siguientes ejercicios antes y después de cada tratamiento.

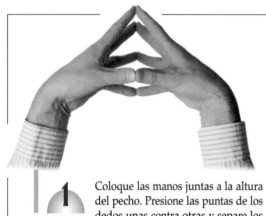

2 Junte las manos y presione una contra la otra. Mantenga la presión y bájelas hasta situarlas a la altura de los codos. Mantenga una presión uniforme durante unos 10 segundos. Para aumentar el efecto, gire los antebrazos de modo que las puntas de los dedos toquen su cuerpo y sepárelas de nuevo y afloje lentamente la presión. Repita el movimiento entre 6 y 10 veces. ▬▬

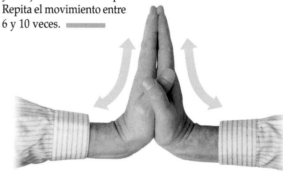

1 Coloque las manos juntas a la altura del pecho. Presione las puntas de los dedos unas contra otras y separe los dedos. Efectúe 10 presiones suaves con los dedos estirados para extender el esfuerzo a las palmas de las manos.

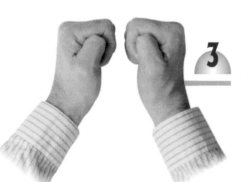

3 Cierre los puños sin apretar, con los pulgares metidos entre los dedos. Manténgalos así 5 segundos. Apriete uniformemente con todos los dedos y mantenga esta posición otros 5 segundos.

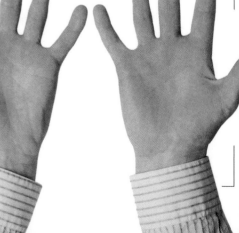

 4 Abra la mano con fuerza enderezando y separando los dedos todo lo que pueda. Manténgalos así durante 10 segundos, intentando no aflojar la tensión. Si empieza a dolerle el dorso de la mano, respire hondo unas cuantas veces. Lentamente afloje la tensión y cierre los puños. Repita el ejercicio entre 6 y 10 veces. ▬▬

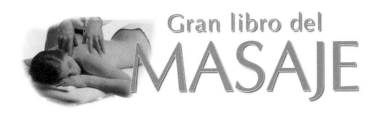
TOCAR Y ESCUCHAR

Algunas personas recomiendan aplicar los masajes en silencio, presumiblemente porque piensan que la conversación interfiere en las sutiles comunicaciones del tratamiento. Sin embargo, en la práctica conviene introducir los movimientos más profundos del masaje con unos cuantos comentarios previos sobre los efectos que se pretende conseguir con ellos. Algunos pacientes, además, necesitan que se les tranquilice sobre las reacciones inesperadas que pueden producirse en las primeras sesiones.

Algunas veces el paciente quizá tenga algo que decir. A menudo se recurre al masaje porque representa una forma de comunicación que no está a nuestro alcance en la vida diaria. Y si bien el masaje pretende facilitar la expresión física, no es raro que un paciente que esté experimentando los beneficios del tratamiento sienta la necesidad de hablar sobre sus problemas personales. La mayoría de los masajistas se alegran de esta respuesta porque indica que está comenzando a establecerse una relación de confianza mutua. Sin embargo, a otros les disgusta este aspecto de la práctica del masaje, y hay algunos que, turbados por su propia incapacidad de escuchar, intentan evitarlo de forma indirecta.

En la práctica, no es necesario ni fomentar ni desalentar las conversaciones personales, siempre que se respeten los principios del masaje. Al escuchar a un paciente durante una terapia de masaje, no es necesario sentirse obligado a comprender lo que éste nos cuenta. Durante el masaje las manos del masajista mantienen una conversación somática con los músculos del paciente, cuyas tensiones a menudo contienen necesidades que son demasiado urgentes para verbalizarse de una forma abierta y directa. Pero si esto sucede, es de suponer que el paciente, al haber acudido para recibir un masaje, espera recibir más masaje que consejos verbales. Las maniobras del masaje pretenden provocar suavemente las tensiones para contraatacarlas y comunicarse de forma confidencial con los sentimientos que se esconden detrás de las palabras.

MANOS QUE HABLAN

El masaje comunica a través del tacto, pero esto no debe impedir la comunicación verbal. Si el paciente siente la necesidad de decir algo, debemos permitírselo, tratando de no involucrarnos en conversaciones serias. Responda con sus manos más que con su voz.

MASAJE DE MANOS

E l masaje de manos suele ser un buen comienzo para un tratamiento. Permite que los participantes se miren a los ojos y conversen sobre el masaje. Cuando el paciente es nuevo, es muy útil empezar por las manos y, mientras tanto, el masajista encuentra en ellas una guía muy valiosa para evaluar el estado del resto del cuerpo del paciente. La tensión de la mano, en sus diminutos músculos, en la soltura de sus articulaciones y el calor de su circulación, proporcionan una idea general de la tensión de todo el sistema. Aparte de sus ventajas de relajación local, el masaje de las manos reduce la presión del cuello por reflejo nervioso.

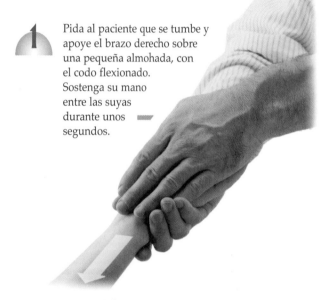

1 Pida al paciente que se tumbe y apoye el brazo derecho sobre una pequeña almohada, con el codo flexionado. Sostenga su mano entre las suyas durante unos segundos.

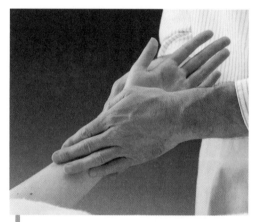

2 Efectúe effleurage deslizando ambas manos firmemente desde las puntas de los dedos hasta el antebrazo. Aplique una presión muy ligera.

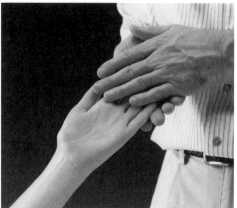

3 Aplique effleurage de retorno con una presión igualmente ligera, hasta las yemas de los dedos. Repita el effleurage seis veces.

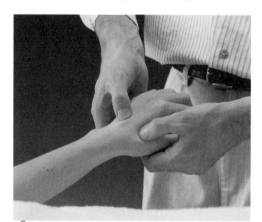

4 Dé la vuelta a la mano y comience un petrissage. Con los pulgares, apriete todo el dorso de las manos, tanto los huesos como los espacios situados entre ellos, durante 30 segundos.

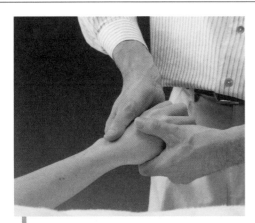

5 Efectúe effleurage en la mano aplicando presiones con el pulgar extendido, de forma que se bifurque hacia la izquierda y hacia la derecha, desde los nudillos hasta las muñecas.

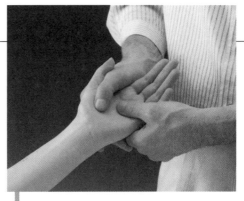

6 Vuelva la mano hacia arriba y efectúe petrissage en la palma durante 30 segundos. En esta fase los pulgares deben colocarse más planos que en el paso 4. Preste especial atención al pulgar del paciente.

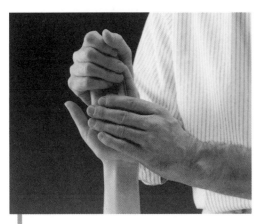

7 Sujetando los dedos para colocar el antebrazo en posición vertical, efectúe un effleurage firme en la mano, seis veces por delante y seis por detrás.

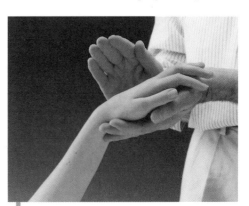

8 Sujete la mano del paciente y, con todos los dedos, dé golpecitos, breves y ligeros, por delante y por detrás de la mano durante 20 segundos.

9 Durante 30 segundos aplique effleurage con las yemas de los dedos, desde el antebrazo hasta los dedos del paciente, suavizando y espaciando progresivamente los toques. Complete el masaje sujetando la mano suavemente, como en el paso 1. Póngala sobre el abdomen pero, antes de tratar la otra mano, pida al paciente que compare cómo siente cada una. La diferencia demostrará los efectos beneficiosos del masaje.

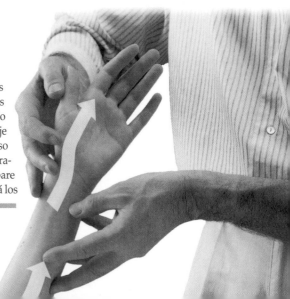

SALUD

MASAJE TERAPÉUTICO
A TODO EL CUERPO

E l convencionalismo de comenzar un masaje tratando la espalda es susceptible de negociación entre paciente y masajista, pero tal vez los masajistas inexpertos prefieran enfrentarse al masaje por la espalda, una zona más impersonal, para concentrarse mejor. La secuencia que mostramos pretende producir una sensación de concentración en el masajista y en el paciente. Ayuda a crear un ambiente relajado para el paciente y, mientras tanto, el masajista tiene la oportunidad de sensibilizar el cuerpo antes de comenzar con las maniobras.

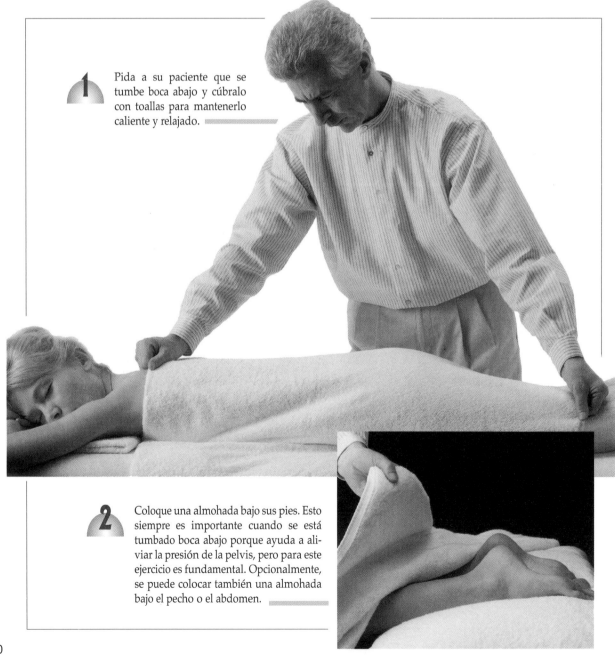

1 Pida a su paciente que se tumbe boca abajo y cúbralo con toallas para mantenerlo caliente y relajado.

2 Coloque una almohada bajo sus pies. Esto siempre es importante cuando se está tumbado boca abajo porque ayuda a aliviar la presión de la pelvis, pero para este ejercicio es fundamental. Opcionalmente, se puede colocar también una almohada bajo el pecho o el abdomen.

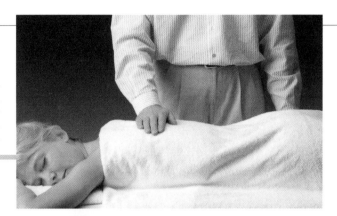

 3 Coloque una mano suavemente en el centro de la espalda del paciente y la otra, por encima de la pelvis, pero sin llegar a tocarla. Invítele a respirar lenta y profundamente. Se verá claramente cómo el pecho asciende y desciende al respirar.

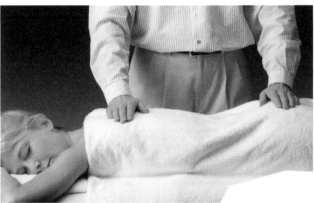

 4 Descienda la segunda mano sobre la pelvis. Note cualquier movimiento derivado de la respiración del pecho. Observe unas cuantas respiraciones más.

5 Ahora sitúe la primera mano suavemente sobre la parte trasera de la cabeza. Note la respiración en la cabeza. Vuelva a centrar su atención en la mano de la pelvis. Tal vez resulte ahora más obvio que la pelvis posee realmente un ritmo de respiración.

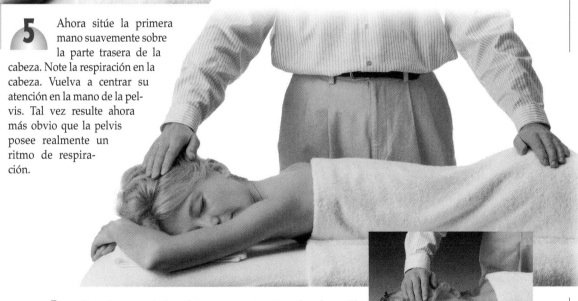

 6 Quite la mano de la pelvis y preste atención a la cabeza. El movimiento aquí es muy sutil, algo parecido a una vibración. Unos momentos de concentración en ese punto establecerá el ambiente conductor del resto del tratamiento.

MASAJE DE ESPALDA

El masaje de espalda se ha convertido en la forma común de empezar un tratamiento de todo el cuerpo. Los músculos responsables de las posturas están situados en la parte trasera del cuerpo y, puesto que las raíces del nervio espinal son accesibles desde la espalda, parece lógico empezar por ahí. Sin embargo, dar un masaje de espalda puede ser un desafío. Un paciente muy tenso es muy difícil de calentar, y la forma y tamaño de algunos pacientes pueden forzar al masajista a agacharse y hacer grandes esfuerzos para llegar a todas las zonas. Estos problemas pueden superarse mediante el uso generoso del effleurage, el cual asegura que el masaje de espalda comience de forma relajada.

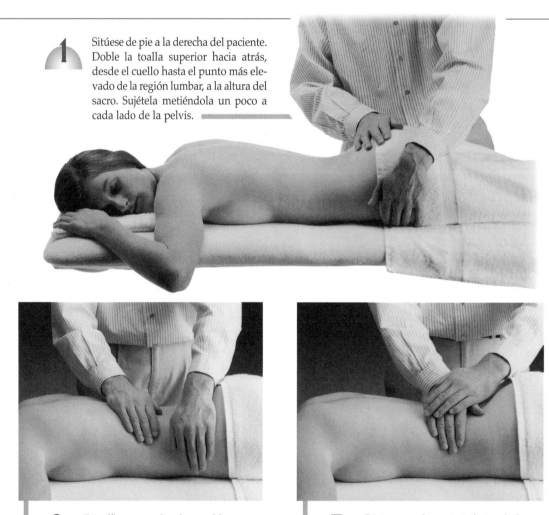

1 Sitúese de pie a la derecha del paciente. Doble la toalla superior hacia atrás, desde el cuello hasta el punto más elevado de la región lumbar, a la altura del sacro. Sujétela metiéndola un poco a cada lado de la pelvis.

2 Dé effleurage sobre la espalda con un ritmo suave durante 2 minutos. Relaje los dedos y pulgares para lograr un máximo contacto con la palma de la mano, y siga los contornos del cuerpo. Deje sus hombros flojos y doble sus rodillas.

3 Céntrese en la parte inferior de la espalda. Refuerce la mano colocando la izquierda sobre la derecha. De forma gradual, aumente la presión del effleurage trazando amplios círculos entre el pecho y la pelvis.

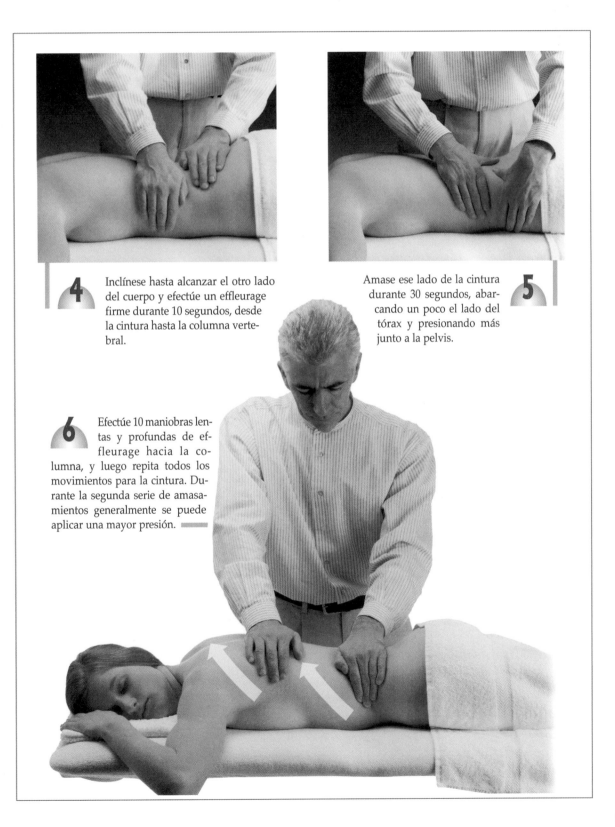

4 Inclínese hasta alcanzar el otro lado del cuerpo y efectúe un effleurage firme durante 10 segundos, desde la cintura hasta la columna vertebral.

Amase ese lado de la cintura durante 30 segundos, abarcando un poco el lado del tórax y presionando más junto a la pelvis. **5**

6 Efectúe 10 maniobras lentas y profundas de effleurage hacia la columna, y luego repita todos los movimientos para la cintura. Durante la segunda serie de amasamientos generalmente se puede aplicar una mayor presión.

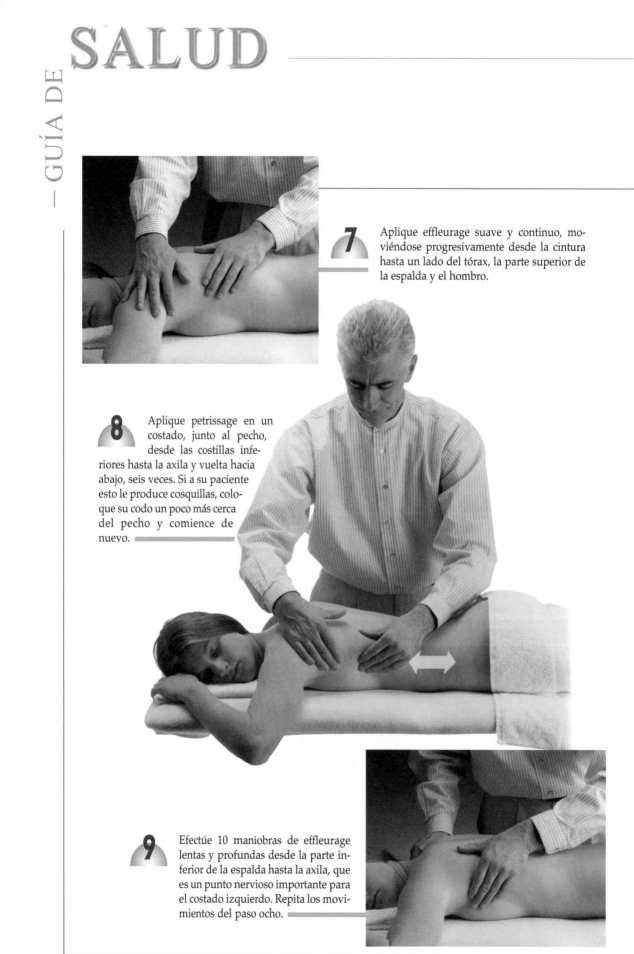

7 Aplique effleurage suave y continuo, moviéndose progresivamente desde la cintura hasta un lado del tórax, la parte superior de la espalda y el hombro.

8 Aplique petrissage en un costado, junto al pecho, desde las costillas inferiores hasta la axila y vuelta hacia abajo, seis veces. Si a su paciente esto le produce cosquillas, coloque su codo un poco más cerca del pecho y comience de nuevo.

9 Efectúe 10 maniobras de effleurage lentas y profundas desde la parte inferior de la espalda hasta la axila, que es un punto nervioso importante para el costado izquierdo. Repita los movimientos del paso ocho.

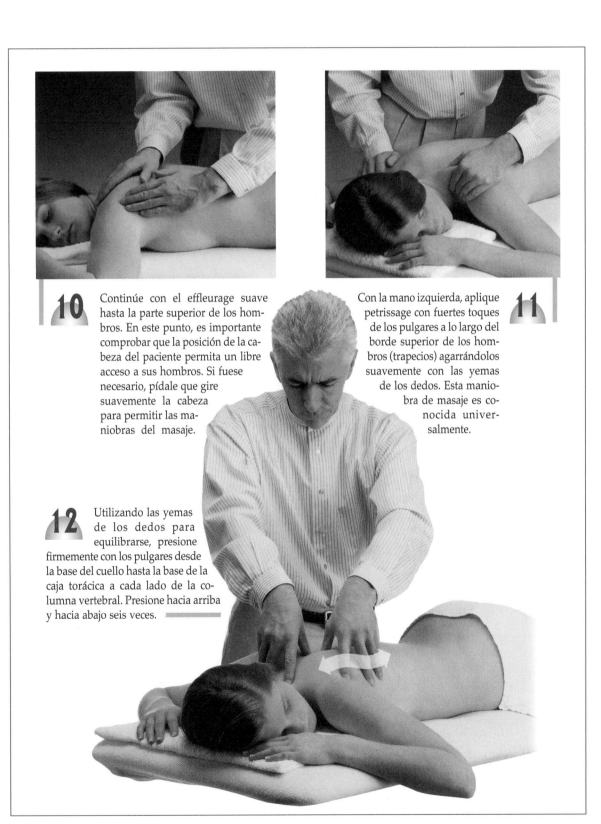

10 Continúe con el effleurage suave hasta la parte superior de los hombros. En este punto, es importante comprobar que la posición de la cabeza del paciente permita un libre acceso a sus hombros. Si fuese necesario, pídale que gire suavemente la cabeza para permitir las maniobras del masaje.

11 Con la mano izquierda, aplique petrissage con fuertes toques de los pulgares a lo largo del borde superior de los hombros (trapecios) agarrándolos suavemente con las yemas de los dedos. Esta maniobra de masaje es conocida universalmente.

12 Utilizando las yemas de los dedos para equilibrarse, presione firmemente con los pulgares desde la base del cuello hasta la base de la caja torácica a cada lado de la columna vertebral. Presione hacia arriba y hacia abajo seis veces.

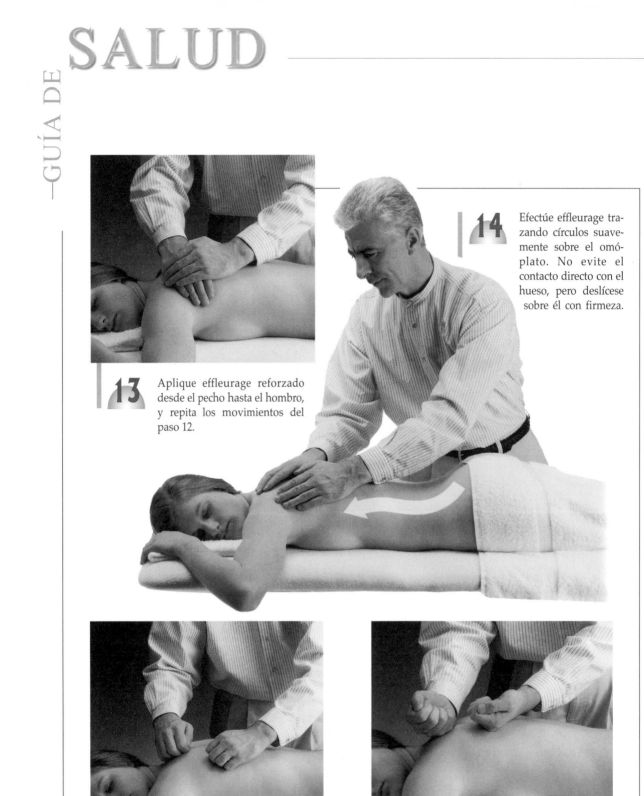

14 Efectúe effleurage trazando círculos suavemente sobre el omóplato. No evite el contacto directo con el hueso, pero deslícese sobre él con firmeza.

13 Aplique effleurage reforzado desde el pecho hasta el hombro, y repita los movimientos del paso 12.

15 Aplique petrissage nudillar sobre la paletilla, alrededor de sus bordes, cerca de la columna vertebral y hacia la articulación del hombro, durante 30 segundos. Emplee los nudillos pequeños para la parte más delicada del hombro y los medianos allí donde hay más músculo.

16 Los nudillos más grandes se reservan para hombros voluminosos. Vuelva las manos hacia arriba y tire de ellas bruscamente sobre el omóplato y hacia la columna.

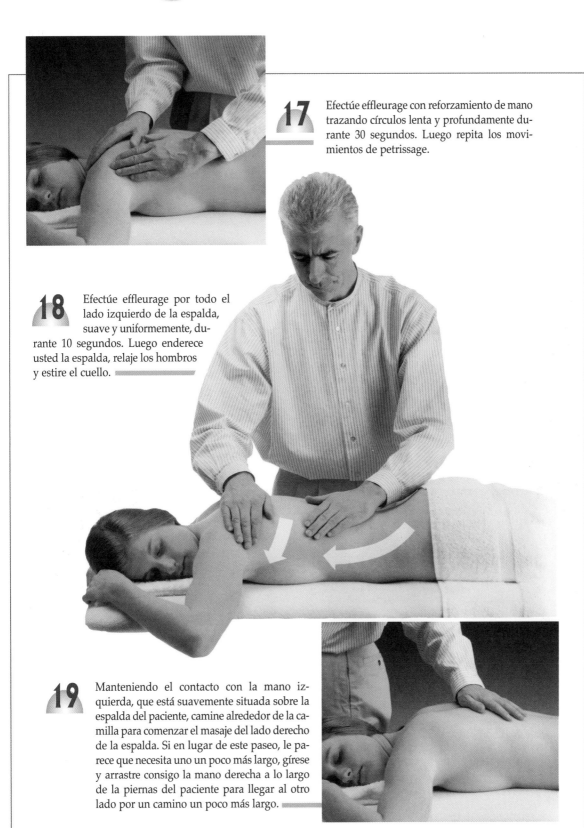

17 Efectúe effleurage con reforzamiento de mano trazando círculos lenta y profundamente durante 30 segundos. Luego repita los movimientos de petrissage.

18 Efectúe effleurage por todo el lado izquierdo de la espalda, suave y uniformemente, durante 10 segundos. Luego enderece usted la espalda, relaje los hombros y estire el cuello.

19 Manteniendo el contacto con la mano izquierda, que está suavemente situada sobre la espalda del paciente, camine alrededor de la camilla para comenzar el masaje del lado derecho de la espalda. Si en lugar de este paseo, le parece que necesita uno un poco más largo, gírese y arrastre consigo la mano derecha a lo largo de la piernas del paciente para llegar al otro lado por un camino un poco más largo.

20 Una vez masajeado el lado derecho, desplácese a la cabecera de la camilla. Efectúe un effleurage suave hacia abajo y hacia el centro de la espalda, regresando por los costados. Inclínese para ejercer más presión en la base de la espalda y enderécese para estirar mejor la maniobra a la altura de la axila.

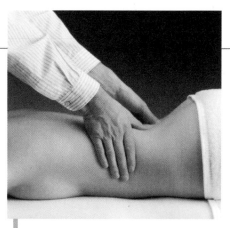

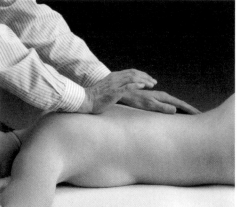

21 Aplique petrissage a ambos lados de la columna desde la base del cuello hasta el sacro, empleando ambos pulgares sobre los músculos de la columna, aproximadamente a 2,5 cm a cada lado de las vértebras. Presione uniformemente hacia arriba y hacia abajo tres veces.

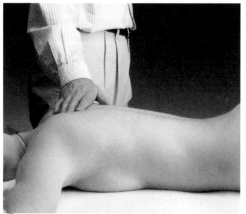

22 Como alternativa, y sólo para espaldas fuertes, utilice la base o pulpejo de las manos. Empuje firmemente sobre el sacro para completar la maniobra hacia abajo y apriete más suavemente entre los omóplatos cuando vuelva hacia atrás. Si no alcanza toda la longitud de la espalda, sitúese en la esquina de la camilla.

23 Regrese al lado derecho de la camilla, por el lado corto o por el largo, manteniendo siempre el contacto sobre la espalda o sobre la pierna, como hicimos anteriormente.

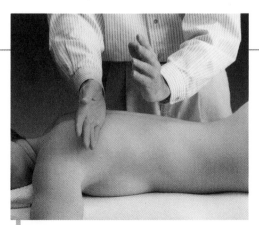

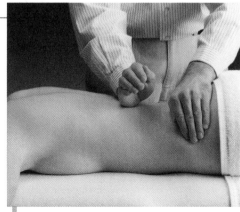

24 Emplee percusión con hachazos en toda la espalda durante 30 segundos. Mantenga las manos cerca de la piel y comience despacio, aumentando gradualmente la velocidad. Preste especial atención a la parte más elevada de los hombros y al borde del tórax.

25 Ahora se puede efectuar una «percusión en ventosa» en la parte inferior de la espalda y el principio de la pelvis durante 20 segundos. Comience lentamente como antes, manteniendo, si fuese necesario, la base de la mano apoyada en el cuerpo para preservar la posición de las ventosas.

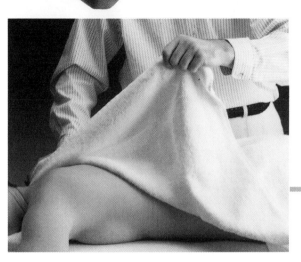

26 Repita el effleurage con el que comenzó el masaje. Practíquelo durante un minuto, suavizando y haciendo más lentos los toques, disminuyendo el contacto con la palma y empleando más las yemas de los dedos, hasta que apenas toquen el cuerpo. Deje descansar suavemente las manos sobre la parte baja y alta de la espalda.

27 Deténgase durante unos cuantos segundos, luego cubra la espalda del paciente con mucho cuidado hasta el cuello y fíjela alrededor de los hombros.

MASAJE DE PIERNAS

Los músculos de las piernas, que soportan el peso de todo el cuerpo y proporcionan un poderoso medio de locomoción, son muy eficaces como automasajeadores. Sus movimientos superan la resistencia que opone la fuerza de la gravedad al flujo de la sangre y contribuyen a una buena circulación. Hoy en día, a los pacientes con problemas cardiovasculares se les recomienda hacer movimientos con las piernas para aliviar la presión sobre el corazón. Los síntomas de calambres y varices en las piernas indican cansancio, por lo que un masaje es una oportunidad para aplicar a las piernas un buen tratamiento.

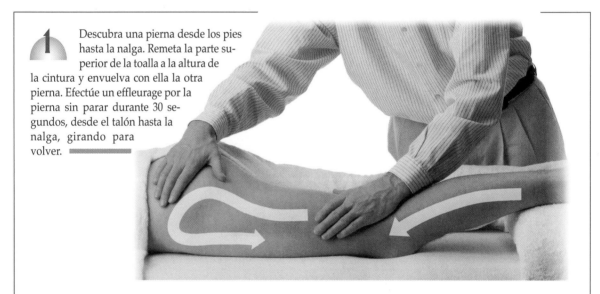

1 Descubra una pierna desde los pies hasta la nalga. Remeta la parte superior de la toalla a la altura de la cintura y envuelva con ella la otra pierna. Efectúe un effleurage por la pierna sin parar durante 30 segundos, desde el talón hasta la nalga, girando para volver.

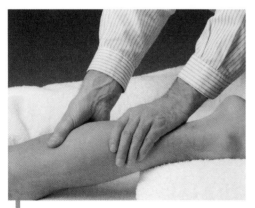

2 Alternando las manos, aplique la maniobra de pinza rodante y divergente en la parte inferior de la pierna, desde el talón hasta la rodilla, seis veces.

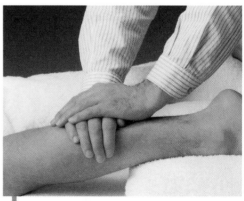

3 Usando la técnica de reforzar una mano con la otra, aplique un effleurage profundo en la parte inferior de la pierna seis veces. Luego repita los movimientos del paso 2.

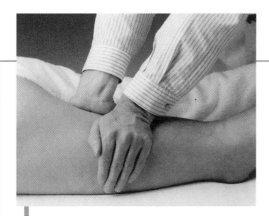

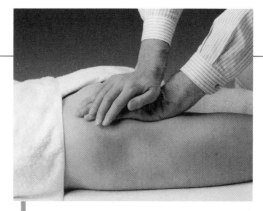

4 Efectúe un effleurage ligero en la cara posterior del muslo. Sitúe la base o pulpejo de las manos a cada lado de la rodilla y presione suavemente los músculos de la corva hacia arriba, coincidiendo en el pliegue de la nalga.

5 Presione firmemente la base de la mano sobre el centro de la parte superior del muslo. Efectúe un effleurage en el muslo desde la cara posterior de la rodilla, con reforzamiento de mano, seis veces. Repita los movimientos del paso 4.

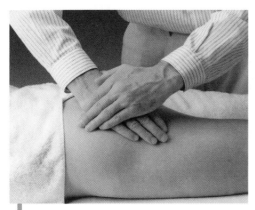

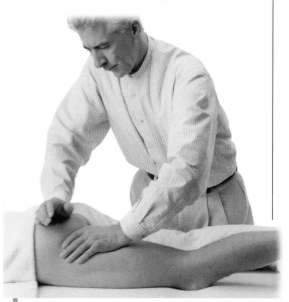

6 Con la mano reforzada, efectúe un effleurage circular en la nalga, en el sentido contrario al de las agujas del reloj, durante 10 segundos, arrastrando las manos hasta incluir la cara exterior del muslo.

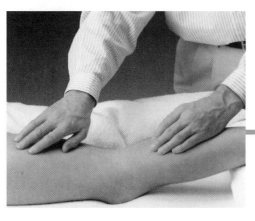

7 Amase los músculos de la nalga, manteniendo un estrecho contacto entre ésta y la palma para evitar los pellizcos, o bien utilice la base de la mano para hacerla rodar sobre los músculos. Continúe durante 30 segundos. Aplique un effleurage profundo y repita estos movimientos seis veces.

8 Efectúe un effleurage por toda la pierna, con un movimiento ascendente más profundo, seis veces; haga que los toques sean más ligeros y lentos, disminuyendo el contacto hasta utilizar sólo las yemas de los dedos. Cubra la pierna con una toalla y pase a dar el masaje a la otra.

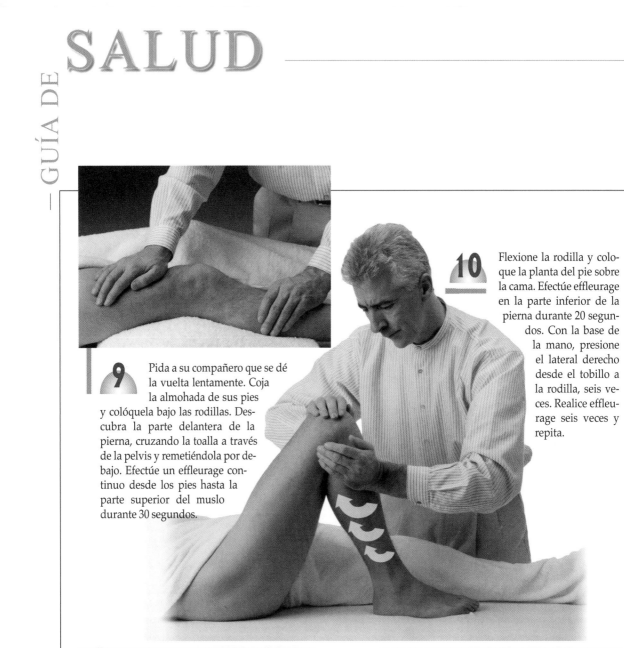

9 Pida a su compañero que se dé la vuelta lentamente. Coja la almohada de sus pies y colóquela bajo las rodillas. Descubra la parte delantera de la pierna, cruzando la toalla a través de la pelvis y remetiéndola por debajo. Efectúe un effleurage continuo desde los pies hasta la parte superior del muslo durante 30 segundos.

10 Flexione la rodilla y coloque la planta del pie sobre la cama. Efectúe effleurage en la parte inferior de la pierna durante 20 segundos. Con la base de la mano, presione el lateral derecho desde el tobillo a la rodilla, seis veces. Realice effleurage seis veces y repita.

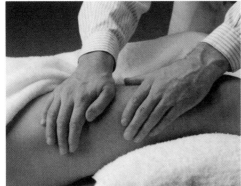

11 Extienda con cuidado la pierna del paciente, luego efectúe effleurage en toda la parte superior de la pierna durante 20 segundos.

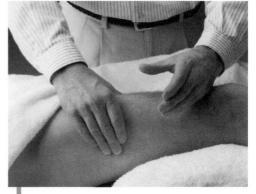

12 Coloque las manos extendidas abarcando la cara frontal del muslo y amase hacia arriba y hacia abajo seis veces. Utilice las dos manos a un tiempo si los músculos están muy desarrollados. Efectúe effleurage seis veces y repita los movimientos.

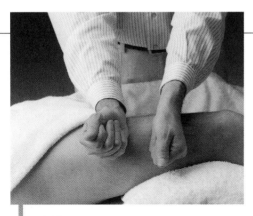

13 Aporree la cara externa del muslo, hacia arriba y hacia abajo, seis veces. Mantenga las manos cerca de la pierna para evitar la percusión. Aplique effleurage seis veces y repita. Siga con el effleurage, más suavemente, antes de continuar.

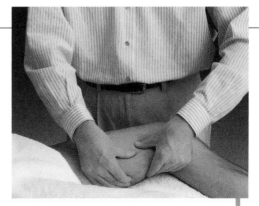

Efectúe petrissage en la cara interna de la pierna, metiendo bien las yemas de los dedos bajo la pierna. Trabaje en **14** el muslo, aligerando los toques hasta apretar suavemente cuando llegue a los dos tercios del recorrido. Desplace las manos arriba y abajo seis veces. Efectúe effleurage seis veces y repita. Aplique el último desde el interior de la rodilla hasta la parte exterior de la pelvis.

15 Sitúese a la altura de la cintura del paciente, mirando hacia los pies. Inclínese hacia delante y efectúe effleurage tirando firmemente de las manos a lo largo de la pierna mientras usted se endereza hacia atrás, doblando las rodillas. Repita la operación seis veces. Cubra la pierna y masajee la otra.

PRECAUCIÓN

Varices. Evite presionarlas directamente pero efectúe un effleurage suave.

Lumbalgia. Las nalgas contienen nervios que se ven afectados por la presión de la parte baja de la espalda, por lo que el amasamiento puede aumentar la tensión. Si sucede, apriete lenta y profundamente durante unos segundos.

Ganglios linfáticos. No aplique presión detrás de la rodilla o por encima de las dos terceras partes de la cara interna del muslo. Estas zonas contienen puntos nerviosos que podrían irritarse.

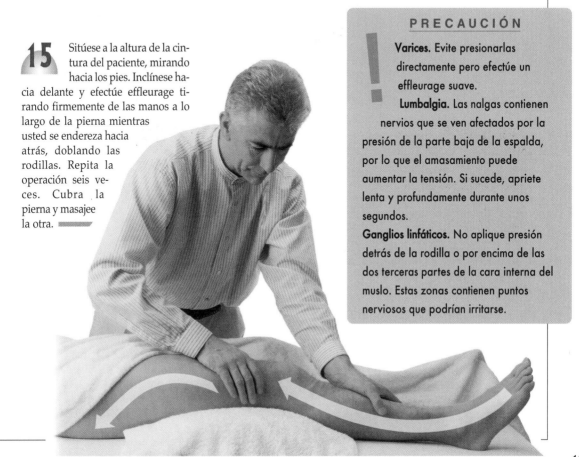

MASAJE DE BRAZOS

os nervios del cuerpo están distribuidos de tal forma que los que controlan los órganos internos están directamente relacionados con los de la piel. Esto sucede especialmente en el caso de los órganos del tórax y la piel de los brazos, lo que permite que los efectos relajantes del masaje de brazos se transfieran al interior del tórax. Por esa razón, el masaje de brazos es por sí solo muy calmante, sobre todo para aquellos que no son capaces de aceptar un masaje corporal completo.

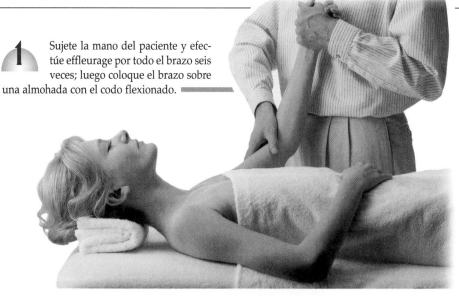

1 Sujete la mano del paciente y efectúe effleurage por todo el brazo seis veces; luego coloque el brazo sobre una almohada con el codo flexionado.

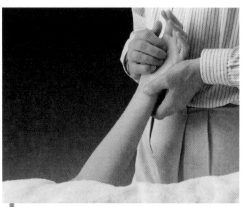

2 Apoye la mano del paciente contra su abdomen. Efectúe effleurage en el antebrazo desde la muñeca hasta el codo seis veces, rodeando el brazo con manos alternas.

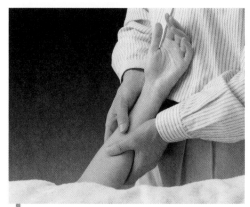

3 Efectúe petrissage suavemente, apretando hacia arriba y hacia abajo el antebrazo durante 20 segundos. Está masajeando los músculos que mueven los dedos, por lo que tal vez note una respuesta en la mano.

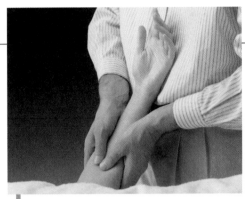

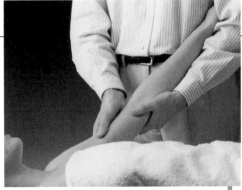

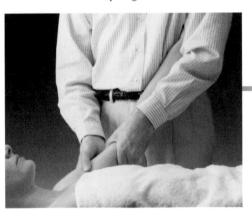

 4 Efectúe un effleurage profundo desde la muñeca hasta el codo seis veces. Mantenga firme el antebrazo y guíe los pulgares hacia abajo por el centro, y luego a los lados.

 5 Estire el brazo del paciente y sujételo entre su brazo y su tórax. Aplique effleurage desde el codo hasta el hombro, seis veces.

6 Amase la cara anterior y posterior del brazo hacia arriba y hacia abajo, alternando ambas manos, durante 20 minutos. Efectúe effleurage seis veces.

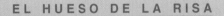

7 Eleve la muñeca hasta situarla justo encima del hombro. Aplique percusión a base de hachazos en la parte superior del brazo. Complete el masaje de brazos efectuando effleurage desde la muñeca hasta el hombro seis veces.

EL HUESO DE LA RISA

Tenga cuidado de no presionar el hueso del codo, donde el nervio cubital, que inerva al dedo meñique, pasa por detrás de la cara interna de la articulación del codo.

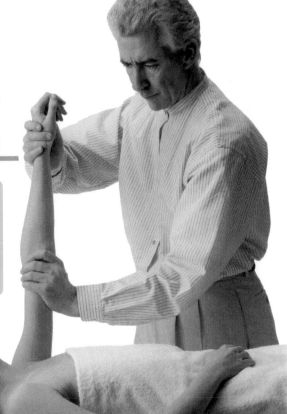

SALUD

MASAJE DE ABDOMEN

L a mayoría de la gente tiene ciertas reticencias a que le toquen el abdomen. Estas reservas se deben a su asociación con el dolor de la menstruación o de una indigestión aguda. Sin embargo, deben superarse, puesto que el masaje puede ser muy útil en ambos casos. Existe también la posibilidad de que el masaje abdominal produzca cosquillas, un fenómeno extraño en el que se mezclan la risa y la agresión, y las cosquillas prolongadas tienden a eliminar la risa. Por tanto, si una maniobra abdominal –o cualquier otro tratamiento– produce cosquillas, lo mejor es volver al effleurage.

1 Sitúese cerca de la mesa a la altura de la cintura del paciente y efectúe effleurage en el abdomen trazando círculos en el sentido contrario al de las agujas del reloj, 10 veces.

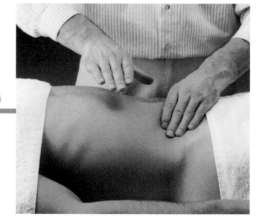

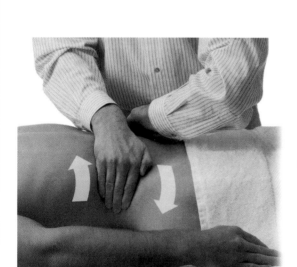

2 Aplique presiones cruzadas para relajar los músculos de la cintura. Cruce los brazos un poco más abajo de la cintura. Apriete mientras sube las manos hacia arriba y deje que se deslicen por el cuerpo cuando cruzan el abdomen. Repita seis veces, cambiando los brazos. No presione hacia abajo al volver.

Efectúe petrissage en el centro del abdomen empleando las yemas de los dedos y estirando mucho los pulgares. Desplace las manos hacia arriba y hacia abajo, desde las costillas hasta la parte delantera de la pelvis, seis veces. Presione ligeramente a medida que se acerca a la vejiga, en la parte inferior del abdomen. **3**

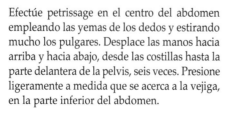

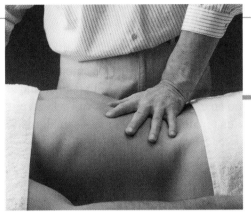

4 Aplique la maniobra de «abanico», pero recuerde que la fuerza de este movimiento se produce al girar el codo. Las manos y las yemas de los dedos siguen el movimiento para proporcionar una fricción y un estiramiento suaves al abdomen. Repita la operación tres veces.

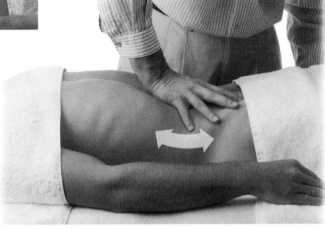

Aplique un effleurage profundo con la mano abierta desde la parte inferior del **5** abdomen hasta la superior, 20 veces. Debido al antagonismo muscular, esta maniobra es beneficiosa para los problemas de la región lumbar.

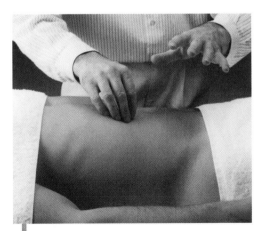

6 Efectúe una maniobra de «recogida» durante 20 segundos. Esta maniobra casi hace botar el abdomen y tensa los músculos. Puede resultar desconcertante, de modo que conviene que explique a su paciente que aumenta el tono muscular. Si el abdomen es muy musculoso podría resultar apropiado aplicar además «percusión con hachazos».

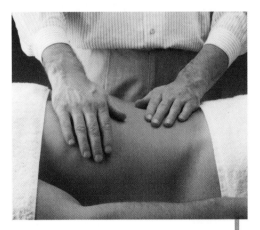

Aplique effleurage por todo el abdomen, suavemente pero con firmeza, para completar el masaje. Si **7** alguna de las maniobras de esta secuencia causa problemas, practique en su propio abdomen para conseguir un tacto aceptable.

MASAJE DE TÓRAX

El tórax contiene los músculos de la caja torácica, los hombros y la parte superior del brazo. El tejido sensible del pecho de una mujer impide el masaje de los músculos pectorales que tiran de sus brazos hacia delante. A los hombres les puede resultar también desagradable una presión directa en la parte delantera del tórax, por lo que este masaje combina movimientos circulatorios con un trabajo suave de los músculos. Si algún paciente no soporta el masaje de tórax, pruebe con otro tratamiento empleando percusión con ventosas o fricción sobre las costillas para aliviar la congestión.

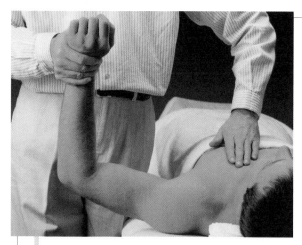

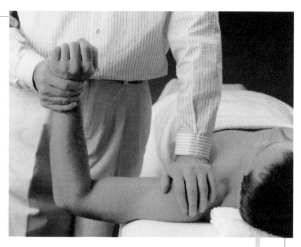

 Sostenga el brazo del paciente por la muñeca y sepárelo del cuerpo. Aplique effleurage en el brazo con su mano izquierda y continúe hasta el hombro; deslice su mano por el tórax, justo debajo de la clavícula y sobre el esternón. Ejerza más fuerza en el movimiento de retorno hacia la axila y aligere la presión a medida que vuelve a subir por el brazo. Repita los movimientos seis veces.

Eleve un poco el codo sobre la camilla. Coloque un puño suavemente sobre la zona donde se unen los músculos del tórax, del brazo y del hombro. Efectúe movimientos circulares de presión durante 20 segundos y repita el effleurage.

OPCIONAL

El masaje de tórax puede combinarse con las maniobras de la espalda si el paciente se tumba de costado. Se puede tratar la mitad de la espalda con los hombros y la caja torácica. Es la mejor posición si se utiliza percusión con ventosas para aliviar la congestión.

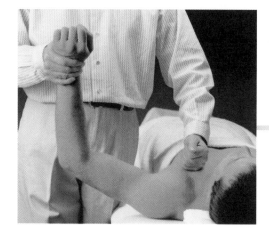

Coloque la base de la mano para petrissage y contraiga los dedos sobre el hombro. Pida al paciente que inspire profundamente. Cuando espire, afloje la presión del hombro y sacúdalo suavemente hacia delante y hacia atrás. Mantenga la presión cinco segundos. Repita el effleurage y efectúe todos los movimientos dos veces más.

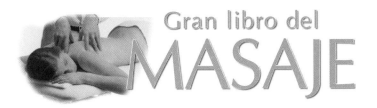

MASAJE DE CUELLO

L os nervios provocan tensión en el cuello, probablemente como una expresión de defensa. Como esta reacción no facilita la solución de los problemas, las tensiones pueden convertirse en algo crónico. Afortunadamente, el masaje de cuello es parasimpático, lo que significa que el más leve contacto tiene una influencia directa en los nervios del cuello que relajan la tensión. En consecuencia, la mayoría de los pacientes que reciben un masaje de cuello querrían que no terminara nunca.

1 Coloque una pequeña almohada bajo la cabeza del paciente, dejando el cuello libre. Efectúe un effleurage ligero desde los hombros hasta el cuello y la cara 20 segundos.

PRECAUCIÓN

! Una artritis que afecte a las muñecas o a las manos puede perjudicar la estabilidad de las articulaciones del cuello. En este caso, se puede dar el masaje más ligero, pero estando el paciente sentado.

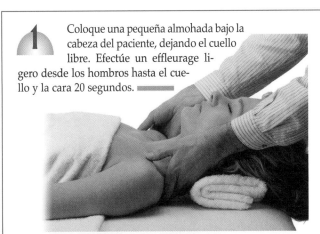

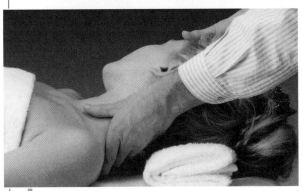

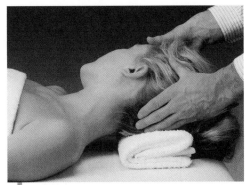

2 Gire la cabeza un poco a cada lado. Sin levantar la cabeza ni inclinar el cuello, gire la cabeza más hacia la derecha.

3 Sujete la frente con la mano derecha. Con la izquierda, aplique petrissage en el cuello desde la parte superior del hombro hasta la posterior de la cabeza, arriba y abajo, seis veces. No presione el cuello con los pulgares. Aplique effleurage hacia abajo seis veces y repita hacia el lado izquierdo.

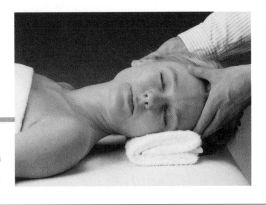

Eleve un poco la cabeza de la almohada y gírela hacia el lado izquierdo. Trate de no ladear el cuello. Mirando a éste, el delgado músculo de rotación del lado derecho debe estar alineado con el centro del cuerpo. **4**

109

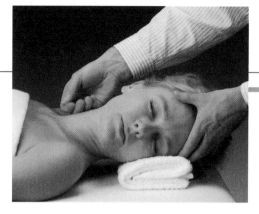

5 Con los dedos arqueados, acaricie el músculo de rotación hacia arriba y hacia abajo. Algunas veces éste se distingue muy bien, pero si no es así, desplace los dedos desde detrás de la oreja hasta el centro del tórax. Continúe durante 20 segundos. Aplique un effleurage suave. Ésta es la parte más eficaz del masaje de cuello, pero no requiere más presión que la necesaria para mantener el contacto con la piel. Eleve la cabeza y, tras detenerse un momento en la posición central, gírela a la derecha y repita los movimientos.

Con la cabeza de nuevo al frente, aplique effleurage con las yemas de los dedos desde la parte superior de los brazos hasta la parte superior del cuello durante 20 segundos. **6**

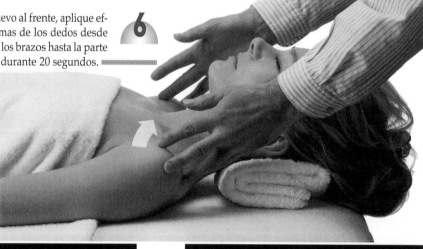

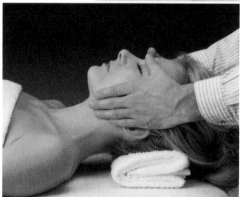

7 Efectúe una maniobra suave de effleurage desde el cuello hasta la cara, estirando las mejillas. Continúe suavemente sobre las orejas.

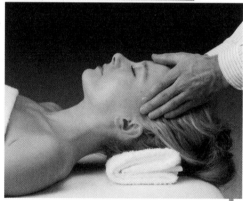

Comience un último effleurage desde la parte superior de los hombros. Continúe a los lados del cuello, estirando las mejillas y luego, con los pulgares estirados, alise la frente. Regrese a los hombros con las yemas de los dedos y repita estos movimientos seis veces. **8**

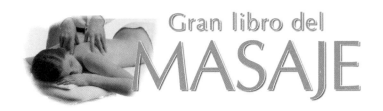
MASAJE DE CUELLO Y CARA

E l masaje de cuello que se aplica en posición sentada tiene la ventaja de que la presión de la tensión se arrastra fácilmente hacia abajo. Aprovechando que el paciente mantiene cierto control en los músculos del cuello, puede mejorarse la postura del cuello y la cabeza. Ésta es una de las secuencias del masaje más espontánea y agradable, y ha llevado a muchos escépticos a probar otros masajes y a experimentar los beneficios de los tratamientos de todo el cuerpo.

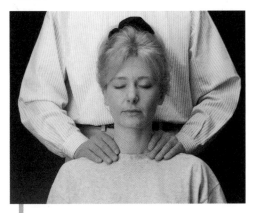

1 De pie detrás del paciente, efectúe un effleurage ligero desde los dos lados de la cabeza hasta la base del cuello, continuando sobre los hombros hasta la parte superior de los brazos. Repita seis veces.

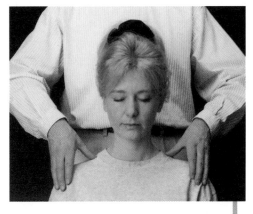

2 Efectúe petrissage en los extremos de los hombros. Utilice los pulgares, apoyando los dedos sobre los hombros y desplazándose desde el centro hasta los extremos durante 20 segundos. Aplique effleurage como en el paso anterior.

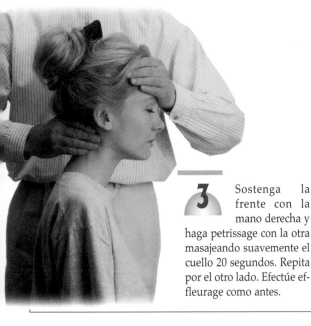

3 Sostenga la frente con la mano derecha y haga petrissage con la otra masajeando suavemente el cuello 20 segundos. Repita por el otro lado. Efectúe effleurage como antes.

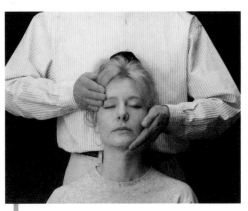

4 Sitúese cerca del paciente y apoye la cabeza de éste sobre su abdomen. Aplique effleurage desde la frente hasta las sienes y desde la barbilla hasta las sienes, seis veces.

Aplique petrissage durante 20 segundos, trazando círculos suavemente sobre la cara con la yemas de los dedos. Tenga mucho cuidado cerca de los ojos. Efectúe effleurage como antes.

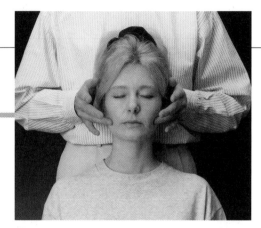

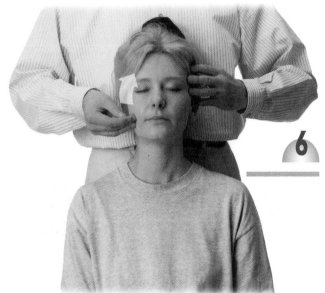

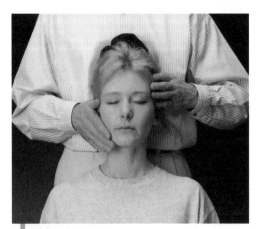

6 Utilice la maniobra de percusión a base de golpecitos, con un dedo detrás de otro, tamborileando toda la cara durante 15 segundos. Evite los ojos y la punta de la nariz. Aplique effleurage de nuevo.

7 Poco a poco vuelva a colocar la cabeza en su posición independiente, pero siga sujetándola con una mano. Aplique effleurage en un lado, desde la cabeza, pasando por el cuello y los hombros, hasta la parte superior del brazo, seis veces. Repita en el otro lado.

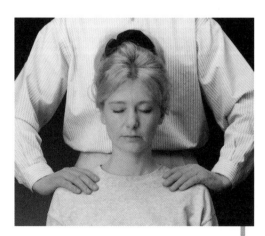

8 Pida al paciente que comience a sujetar el cuello por sí mismo. Efectúe effleurage, primero alternando las manos desde la frente hasta los hombros, luego con las dos manos al tiempo. Repita seis veces. Esto estimula los músculos posturales del cuello y ayuda al paciente a recuperarse.

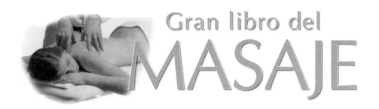
FIN DEL MASAJE

Cuando finalice una secuencia de masaje, cubra a su paciente con toallas para mantener los músculos calientes y que siga sintiendo que le cuidan. Un paciente que acaba de recibir un masaje tal vez desee hablar, quizá esté soñoliento o incluso dormido; usted debe estar a su disposición durante este período de transición hacia la normalidad, aunque puede que sienta la necesidad de retirarse ligeramente durante unos minutos mientras el paciente se reajusta. Los masajistas profesionales reconocen esta posibilidad aplicando masajes de 50 minutos de duración en un período de tratamiento de una hora, lo que les deja unos cuantos minutos para terminar satisfactoriamente.

Un masaje concluye con unos momentos de descanso completo. Conviene realizar unas cuantas respiraciones profundas en esta etapa. Cuando su paciente esté listo para dejar la camilla, ayúdele hasta que esté levantado del todo. Algunos masajistas prefieren dejar solos a los pacientes para que se vistan, pero es importante permanecer cerca y prestarles atención o ayuda si se trata de su primera experiencia de masaje.

Las reacciones de cada persona al tratamiento de masaje son distintas, pero a corto plazo la mayoría de la gente siente una reducción de la presión y un mayor bienestar. Algunos notan una ligera desorientación y, cuando la tensión se reduce notablemente, puede producirse cierta inestabilidad. Si sucediera esto, el paciente necesitará que le tranquilicen y le den tiempo para volver a adaptarse. La mayoría de las veces, su paciente disfrutará de la agradable sensación de encontrarse mejor física y emocionalmente; se sentirá más integrado y con mayor energía.

Con tratamientos regulares, los efectos positivos del masaje a largo plazo están asegurados. Los pacientes regulares reconocen y aprecian el tacto del masajista a medida que aumentan el contacto con éste, lo que permite explorar un sentido de la relajación más profundo. Además, en sesiones posteriores se pueden confirmar las mejorías en lo que se refiere a problemas posturales registrados en las sesiones iniciales. La relación de confianza que se establece entre el paciente y el masajista hace que al paciente le resulte más fácil controlar el estrés respondiendo adecuadamente a sus síntomas físicos.

CUIDADO POSTERIOR

Al final del tratamiento, el paciente puede estar adormecido.
Cúbralo con una toalla y déjelo descansar unos minutos
antes de que trate de incorporarse.

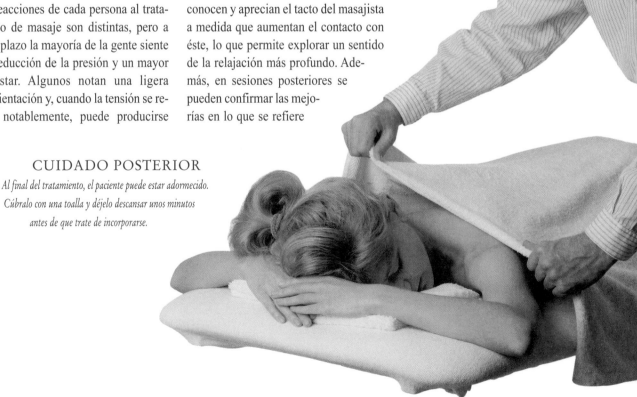

SALUD

MOVILIZAR LAS ARTICULACIONES

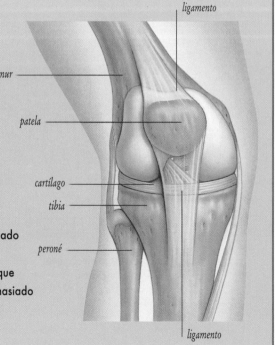

Las maniobras de un tratamiento de masaje se complementan con estiramientos o «moviliza-ciones». Éstas incluyen la manipulación de las extremidades de modo que cada articu-lación se flexiona o extiende tanto como sea posible con una serie de movimientos naturales. Esto se hace con la cooperación del paciente, pero sin su implicación consciente. La movilización o «ejercicio pasivo» produce unas agradables sensaciones en los músculos y articulaciones parecidas a las que aporta la natación suave. Favorece los movimientos sinérgi-cos de los músculos responsables de la acción de una articulación y es muy útil después de la inmovilidad forzosa de una lesión. También alivia la tensión interna.

BRAZOS Y PIERNAS

Las articulaciones de los brazos y las piernas, en teoría, deben ser capaces de moverse libremente toda la vida. El movimiento se inicia mediante impulsos nerviosos enviados a los músculos, pero en una «movilización» es el masajista quien inicia y efectúa el movimiento. Si usted conoce la anatomía de las articulaciones y considera el historial clínico del paciente, puede aplicar sin miedo estas movilizaciones. Para obtener los máximos beneficios de los siguientes ejercicios, mueva la articulación en una dirección clara hasta el punto en que encuentre resistencia, y sólo un poco más.

FLEXIBILIDAD DE LAS ARTICULACIONES

La movilización tiene como objeto aumentar la flexibilidad de las articulaciones. Las principales articulaciones móviles son complejos mecanismos de huesos articulados, cartílagos, ligamentos y tendones operados por poderosos músculos esqueléticos.
La rodilla, por ejemplo, es tan importante para la estabilidad y locomoción del cuerpo que tiene 10 músculos que la atraviesan y 10 ligamentos que la mantienen unida. Parece vulnerable pero es la más fuerte de todas las articulaciones sinoviales de movimiento libre. Sufre si se retuerce inesperadamente y a veces los extremos de sus huesos se inflaman y causan dolor cuando soportan un cuerpo demasiado pesado.
Estas articulaciones inflamadas o hinchadas no deben movilizarse ya que podría aumentarse el problema, pero si una articulación se utiliza demasiado poco, seguro que se beneficiará de los estiramientos adecuados de un ejercicio pasivo.

ligamento

fémur

patela

cartílago

tibia

peroné

ligamento

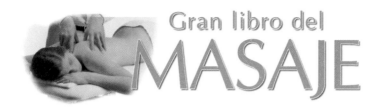

Movilización de un brazo

L a articulación del codo forma una bisagra, pero también es capaz de efectuar una peculiar rotación que contribuye a la flexibilidad de la muñeca y de los movimientos de la mano. Trate de abrir con llave una puerta sin la cooperación del codo. Por desgracia, tanto el codo como la muñeca son vulnerables a los golpes y un codo puede perder movilidad por falta de relajación.

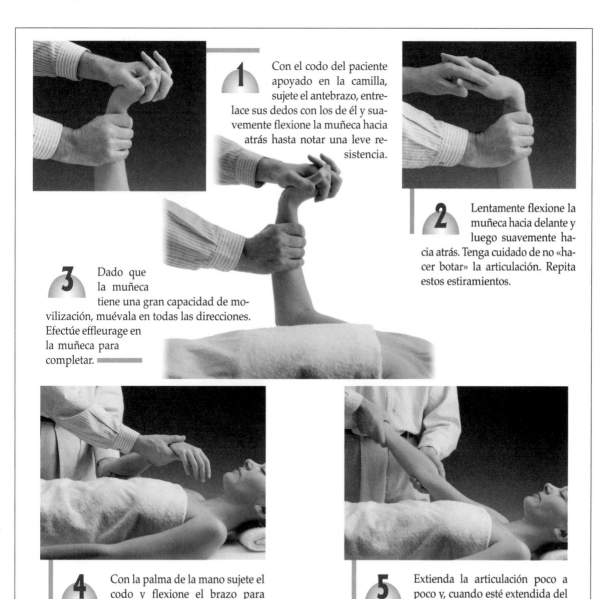

1 Con el codo del paciente apoyado en la camilla, sujete el antebrazo, entrelace sus dedos con los de él y suavemente flexione la muñeca hacia atrás hasta notar una leve resistencia.

2 Lentamente flexione la muñeca hacia delante y luego suavemente hacia atrás. Tenga cuidado de no «hacer botar» la articulación. Repita estos estiramientos.

3 Dado que la muñeca tiene una gran capacidad de movilización, muévala en todas las direcciones. Efectúe effleurage en la muñeca para completar.

4 Con la palma de la mano sujete el codo y flexione el brazo para acercar la mano hacia el hombro. Apriete suavemente.

5 Extienda la articulación poco a poco y, cuando esté extendida del todo, estírela suavemente. Repita los movimientos con la palma de la mano hacia abajo para movilizar el codo por completo.

SALUD

Movilización de un hombro

Los movimientos que realizan los hombros suelen ser muy simples. No es corriente que alguien eleve sus brazos por encima del nivel de la cabeza y colgarse de los brazos es una actividad que sólo se realiza en gimnasia. De hecho, nuestros brazos están mejor adaptados para colgarse que para levantar y transportar cosas, y si no se emplean de este modo de vez en cuando, los hombros pueden necesitar una movilización para compensar las presiones que se crean con las actividades normales.

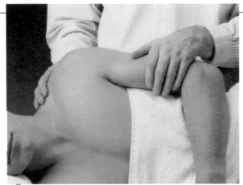

1 Coloque al paciente de costado y apoye su brazo en un lado de su cuerpo. Sujete el codo y comience a aflojar el hombro empujándolo suavemente hacia delante y tirando hacia atrás.

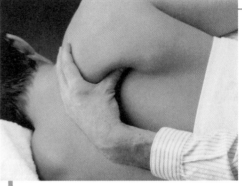

2 Localice el omóplato con las manos y trate de introducir profundamente el dedo pulgar a lo largo del borde del hueso.

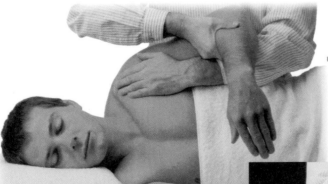

3 Eleve el codo del paciente y pase la otra mano por debajo hasta la parte frontal del hombro. Mueva el hombro hacia arriba y hacia abajo en dirección a la cabeza.

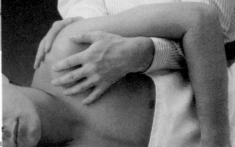

4 Agarre el hombro con ambas manos y gírelo, comenzando con movimientos pequeños y aumentándolos hasta que participe todo el hombro. Efectúe giros en direcciones opuestas. Luego doble el brazo transversalmente sobre el otro brazo y cúbralo para mantenerlo caliente.

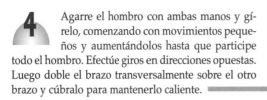

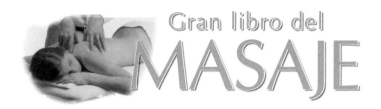
Movilización de un tobillo

La articulación de un tobillo es en potencia extremadamente flexible, pero a causa de que caminamos sobre uno de sus huesos (el talón), el peso de nuestro cuerpo es suficiente para causarle rigidez. El problema empeora con la vida urbana. Al haber evolucionado a lo largo de millones de años para acomodarse a una amplia variedad de superficies y presiones, el tobillo suele agradecer un auténtico movimiento.

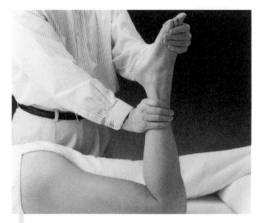

1 De forma pasiva, flexione la rodilla 90 grados. Sujete la pierna justo por debajo del tobillo con una mano y el pie con la otra. Compruebe que la pierna sigue pasiva y, lentamente, estire el tobillo durante seis segundos. Relájelo un poco, luego aumente el estiramiento. Manténgalo así seis segundos. Suéltelo y aplique effleurage en el tobillo; luego repita los movimientos.

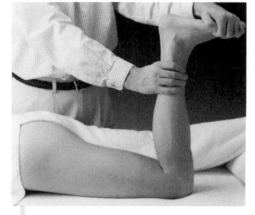

2 Coloque la mano en la planta del pie, cerca de los dedos. Asegúrese de que la pierna está pasiva en un ángulo de 90 grados. Presione hacia abajo para estirar el talón y la parte inferior de la pierna 6 segundos. Relaje la presión, aumente el estiramiento un poco y aplique effleurage.

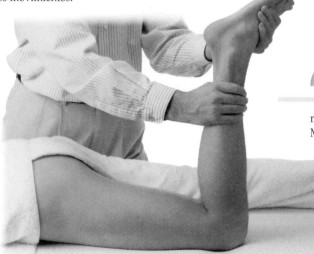

3 Después de comprobar una vez más la posición y la pasividad de la pierna, explore cada ángulo de movimiento moviendo el pie en todas las direcciones. Muévalo lentamente, luego un poco más rápido; primero en un sentido y luego en el otro. Efectúe un effleurage con firmeza para completar la movilización.

SALUD

Movilización de una rodilla

L a rodilla es la articulación más grande del cuerpo. Tiene que soportar el peso de la parte superior del esqueleto y las presiones e impactos que le transmite la parte inferior de las piernas al caminar. Aunque está protegida de las torceduras por los ligamentos, sufre mucho a causa de la tensión derivada de las malas posturas, por lo que es importante que los músculos de la pierna mantengan un buen tono. La lumbalgia se suele reflejar directamente en una de las rodillas.

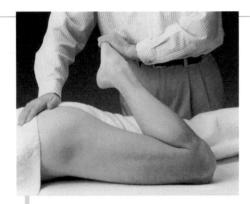

1 Coloque la mano derecha sobre la pelvis, coja la otra pierna y flexione la rodilla 90 grados. Suavemente, doble el pie en dirección a la nalga opuesta hasta que note resistencia. La pelvis no debe moverse. Afloje un poco, luego aumente el estiramiento durante seis segundos.

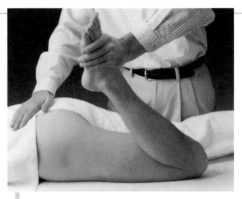

2 Vuelva a situar la pierna con un ángulo de 90 grados. Repita el movimiento anterior, esta vez en dirección a la parte exterior de la nalga izquierda.

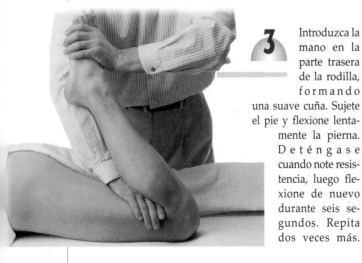

3 Introduzca la mano en la parte trasera de la rodilla, formando una suave cuña. Sujete el pie y flexione lentamente la pierna. Deténgase cuando note resistencia, luego flexione de nuevo durante seis segundos. Repita dos veces más.

4 Sujete el pie a la altura de la rodilla y eleve ésta ligeramente. Manténgala así durante seis segundos. Si sujeta el talón y la parte más baja del pie, este movimiento de tracción beneficia al tobillo. Aplique effleurage en la rodilla.

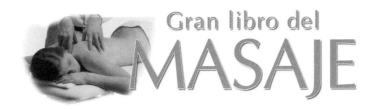

Movilización de la cadera

L a cadera es una articulación condílea, lo que la convierte en una de las más flexibles del cuerpo. Sin embargo, hay veces que tiene que someterse a intervenciones quirúrgicas, no por un uso excesivo sino por un desgaste producido tras largos períodos de inmovilidad. También pueden surgir problemas por sentarse con las piernas cruzadas en una silla, lo que desajusta el hueso del muslo de su cavidad. La movilización puede ayudar a limitar este daño y mejora la flexibilidad.

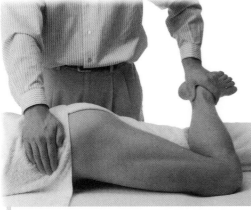

1 Sitúese cerca de la camilla y sostenga la pierna más alejada con un ángulo de 90 grados. Coloque la otra mano sobre la pelvis. Compruebe la pasividad de la pierna y lentamente tire del pie en dirección a la otra pierna. Afloje un poco, luego aumente el estiramiento durante seis segundos.

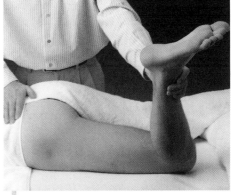

2 Regrese a la posición central, luego repita el movimiento en dirección contraria. Recuerde que debe comprobar la pasividad y mantener la pierna a 90 grados.

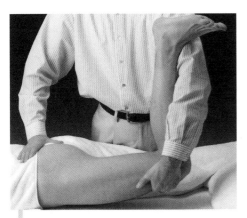

3 Introduzca la mano bajo la rodilla y apoye el pie sobre su hombro. Deje la otra mano sobre la pelvis. Eleve la rodilla de modo que la pelvis se incline. Afloje y aumente el estiramiento 6 segundos.

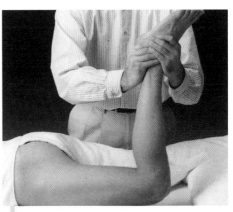

4 Sujete el talón y el pie y tire de ellos. Ascienda y descienda el pie lentamente y balancéelo. Trace círculos en ambos sentidos. Termine con effleurage desde la rodilla hasta la cadera.

MOVILIZACIÓN DEL CUELLO

El cuello posee una mayor movilidad que el resto de la columna vertebral, pero tiene que soportar el peso de la cabeza. Normalmente lo hace sin dificultades, pero la tensión de los hombros puede acortar el cuello y restarle movilidad. Si la cabeza sufre una torcedura o un latigazo accidentalmente, el cuello puede verse gravemente afectado. Un tratamiento que alivie la tensión muscular puede disminuir las molestias y la presión, pero en los puntos en que las articulaciones se han puesto rígidas, la movilización puede proporcionar un alivio indoloro de la tensión más profunda.

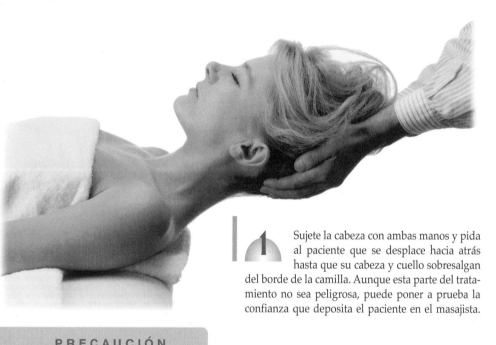

1 Sujete la cabeza con ambas manos y pida al paciente que se desplace hacia atrás hasta que su cabeza y cuello sobresalgan del borde de la camilla. Aunque esta parte del tratamiento no sea peligrosa, puede poner a prueba la confianza que deposita el paciente en el masajista.

PRECAUCIÓN

! Antes de comenzar esta movilización, familiarícese con todo el ejercicio para que no tenga que consultar el texto. De ese modo podrá concentrarse por completo en los movimientos.

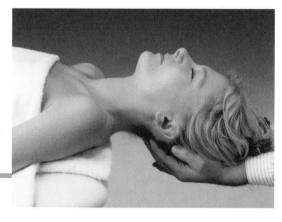

2 Comenzando muy lentamente, descienda la cabeza y elévela de nuevo unas cuantas veces, hasta que note que el paciente ha relajado del todo los músculos del cuello. Si es así, sentirá la cabeza cada vez más pesada.

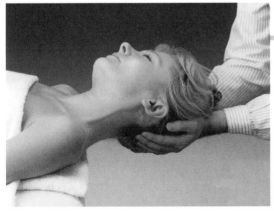

3   Mueva la cabeza a ambos lados, inclinándola de modo que la oreja se acerque hacia el hombro. Repita moviéndola un poco más la segunda vez. Vuelva a la posición central y baje y suba la cabeza una vez más.

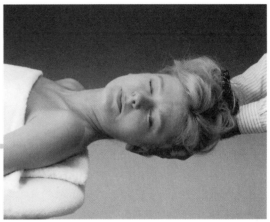

4   Gire la cabeza lentamente a la izquierda. Es importante mantener el cuello en la línea central. Deténgase unos momentos y vuelva a girar la cabeza al frente. Repita la secuencia hacia el lado derecho.

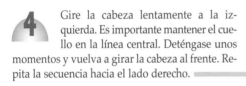

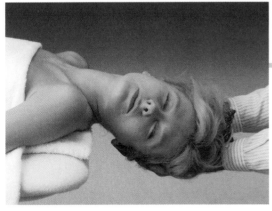

5   Gire de nuevo la cabeza hacia la izquierda. Bájela un poco, luego un poco más y manténgala inmóvil. Éste es el movimiento más eficaz, así que baje la cabeza lo más posible. Repita la operación hacia el lado derecho.

6   Después de volver al centro, puede realizarse todo el ejercicio de nuevo. Sujetando bien la cabeza, pida al paciente que vuelva a apoyarla en la camilla. Coloque una pequeña almohada bajo su cabeza.

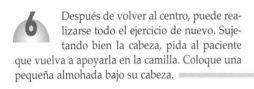

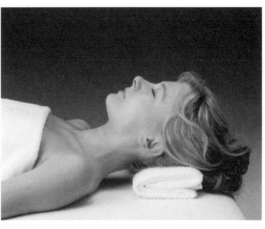

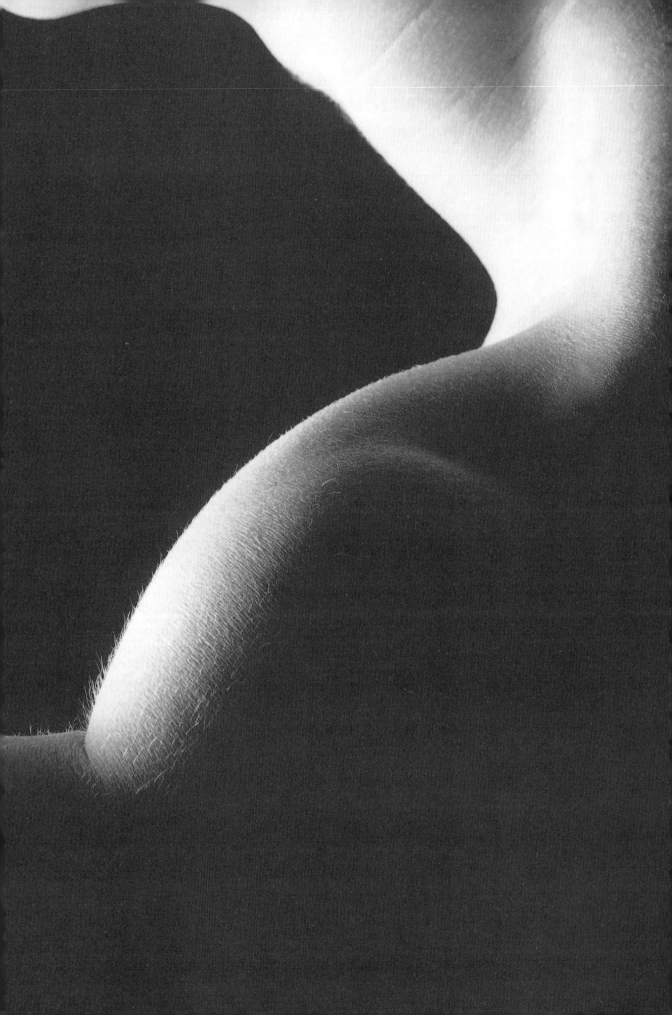

Técnicas
ESPECIALES

QUINTA PARTE

TÉCNICAS ESPECIALES

E l contacto manual del masaje ha servido de base a muchos enfoques y técnicas especiales. Algunas de ellas se desarrollaron hace mucho tiempo y han evolucionado paralelamente a la terapia básica del masaje; otras han nacido recientemente como variaciones del masaje. Estas técnicas son a veces misteriosas, fascinantes o peculiares, y esta imagen ha contribuido a arrojar dudas sobre su validez y eficacia. Sin embargo muchos pacientes han hallado en estas técnicas especiales alivio a problemas que no respondían a otros tratamientos, y muchos masajistas profesionales las emplean como parte de su práctica diaria.

TÉCNICAS Y ENFOQUES ESPECIALES

SHIATSU

Es un masaje al estilo japonés, una técnica de puntos de presión basada en un concepto de la fisiología similar al que emplea la acupuntura.

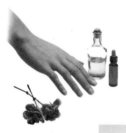

AROMATERAPIA

En ella se incluye un masaje en el que se emplean aceites vegetales muy aromáticos. El uso de aceites puede aumentar los efectos del masaje y es especialmente eficaz para aliviar la tensión emocional.

HIDROTERAPIA

Es el masaje que hace uso del agua. Es eficaz sobre todo cuando el cuerpo no puede tolerar la presión de las manos, y en consecuencia es la primera forma de masaje que se aplica tras una lesión.

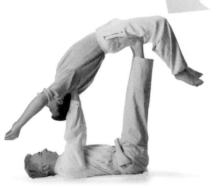

TERAPIA DE INVERSIÓN

Es una técnica nueva que combina la acrobacia básica, el yoga y el masaje. La inversión alivia la presión de la columna y hace uso de la fuerza de gravedad para conseguir que el masaje se aplique con una gran delicadeza.

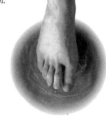

REFLEXOTERAPIA

Es una de las formas más antiguas de masaje. Consiste en un sistema de micromasaje, que utiliza la presión en los pies y en las manos para lograr el bienestar de otras partes del cuerpo.

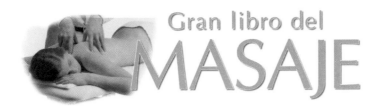

AROMATERAPIA

En la aromaterapia el masaje emplea aceite mezclado con la esencia de una planta. Las esencias por sí mismas son un poco oleosas, muy aromáticas y por lo general demasiado concentradas para utilizarse solas. Se han empleado con fines terapéuticos desde tiempos bíblicos y se extraen mediante una serie de procedimientos distintos dependiendo de si se emplea el fruto, la hoja o el tallo de la planta. Se necesitan enormes cantidades de materia bruta para producir pequeñas cantidades de aceite esencial, y su cosecha y larga producción hacen que sus precios sean elevados.

El masaje con aceites esenciales se ha convertido en una terapia muy extendida. Es muy agradable desde el punto de vista estético y posee un perfil científico que ha contribuido a aumentar su popularidad más que el masaje corriente. Varias empresas farmacéuticas importantes están investigando las propiedades antibacteriológicas de los aceites esenciales y, si los resultados son alentadores, esto podría representar un paso importante hacia medicinas más ecológicas.

Los atractivos perfumes de los aceites esenciales influyen en el cerebro. Estudios psicológicos han demostrado que el aroma es capaz de influir en el estado de ánimo de una persona. Si se mezcla un aceite esencial con un aceite base de masaje o si se aplica el masaje en un ambiente perfumado, pueden aumentarse los efectos del masaje. Es más, debido a que

el cerebro reacciona a los estímulos de la esencia a niveles infinitesimales, los aceites pueden emplearse en dosis pequeñas.

Entre los más sedantes se encuentran el de sándalo, el de mejorana, el de geranio y el de bergamota. Se logran efectos estimulantes con aceites de albahaca, azahar e Ylang Ylang. El aceite de jazmín tiene el mismo poder estimulante que la cafeína, pero apenas afecta a las pulsaciones del corazón.

La aromaterapia se basa en maniobras superficiales y trata sobre todo de colaborar en el drenaje linfático con varias formas de effleurage. Hay momentos en los que el masaje

disminuye su velocidad y llega casi a detenerse, pero a pesar de ello sus efectos pueden ser profundos y duraderos.

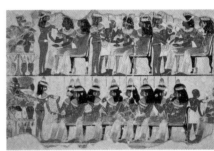

Las fragancias naturales han sido apreciadas durante miles de años y utilizadas ya con fines curativos en el antiguo Egipto.

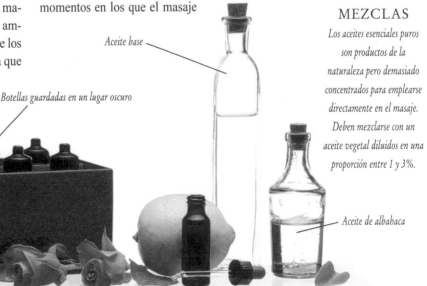

Aceite base

Botellas guardadas en un lugar oscuro

Aceite de albahaca

MEZCLAS

Los aceites esenciales puros son productos de la naturaleza pero demasiado concentrados para emplearse directamente en el masaje. Deben mezclarse con un aceite vegetal diluidos en una proporción entre 1 y 3%.

SALUD

Masaje facial
con aromaterapia

E l tratamiento en la cara consiste en un micromasaje que logra un efecto en todo el cuerpo mediante la reacción nerviosa de los nervios faciales dirigida hacia el sistema nervioso autónomo. Esto interrumpe el ciclo por el cual la ansiedad produce una distorsión facial, que a su vez mantiene la ansiedad. El aceite esencial que se utilice debe tener cierta afinidad con la piel y el sistema nervioso parasimpático, pero aun así consulte siempre su elección con el paciente.

1 Sitúese de pie o sentado detrás de la cabeza del paciente, donde tenga fácil acceso a su cara. Puede utilizarse una toalla o cinta para sujetar el pelo hacia atrás. Vierta una pequeña cantidad de aceite en su mano: pruebe con lemongras en intensidad de uno por ciento, diluido en aceite de semillas de uva.

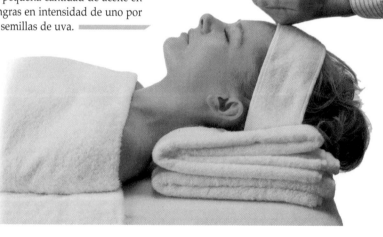

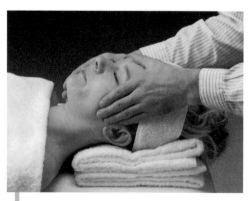

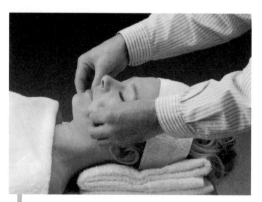

2 Espere hasta que el aceite adquiera la temperatura de su cuerpo, luego comience a aplicar effleurage en la cara, desde la barbilla hasta las sienes y a través de la frente, 10 veces.

3 Efectúe movimientos circulares con las yemas de los dedos sobre las mejillas: desde la barbilla hacia las orejas, nariz y ojos, durante 10 segundos.

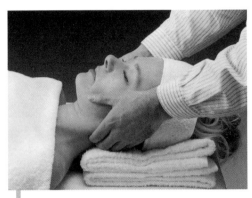

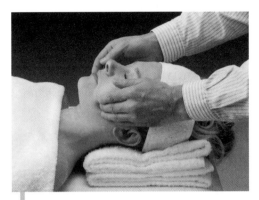

 4 Aplique effleurage hacia las orejas con la parte lateral de los pulgares seis veces, luego repita las maniobras.

5 Efectúe un petrissage ligero a lo largo de la mandíbula hasta sus articulaciones, junto a las orejas. Invierta el movimiento y, al llegar a la barbilla, continúe con el petrissage alrededor de la boca, moviendo los labios pero sin abrir la boca. Repita tres veces. Aplique effleurage hacia las orejas seis veces.

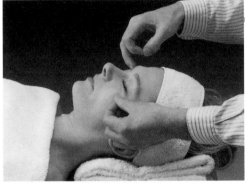

6 Con el dedo corazón, aplique un firme effleurage en el borde superior de la cuenca de los ojos, desde el centro hasta la sien, seis veces. Haga lo mismo con el borde inferior utilizando el dedo pulgar.

 7 Observe si existen líneas de tensión en la frente. Aplique una fricción con el dedo corazón de las dos manos perpendicularmente a las líneas durante 20 segundos. Efectúe effleurage, en las sienes y en la línea donde nace el pelo, seis veces. Repita todo.

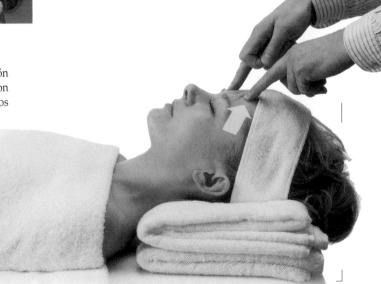

8 Coja los lóbulos de las orejas y tire de ellos suavemente hacia abajo y hacia los lados, ya sea al tiempo o uno tras otro, haciéndolos vibrar durante 10 segundos.

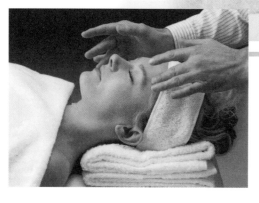

9 Aplique percusión en toda la cara golpeando suavemente con las yemas de los dedos. Tamborilee rápidamente, evitando los ojos y la punta de la nariz, durante 20 segundos.

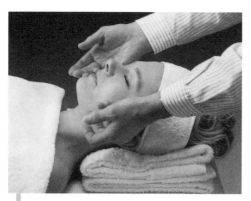

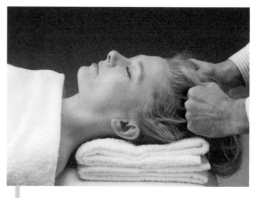

10 Lentamente, efectúe effleurage en la cara, desde la barbilla hasta las sienes y por la frente 10 veces, con un toque algo más ligero a medida que finaliza las maniobras.

11 Peine el pelo con las puntas de los dedos, rascando suavemente el cuero cabelludo. Coja grandes mechones y apriete y tire de ellos hasta que se estire el cuello cabelludo, 3 veces. Es mejor no tocar la cara después de trabajar en el pelo, así que finalice aplicando effleurage en los hombros.

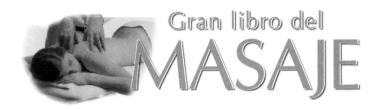

Masaje de espalda
con aromaterapia

E l masaje de espalda con aromaterapia puede ser una experiencia inolvidable. Existe una amplia variedad de maniobras estimulantes que pueden aplicarse sobre la piel y que tienen el poder de aliviar la tensión del sistema nervioso mediante una acción refleja. El medio oleoso del masaje permite que incluso los músculos más delicados de la espalda sean tratados con mucho cuidado. Los aceites esenciales elegidos para el masaje de espalda pueden reflejar una afinidad con el cuerpo.

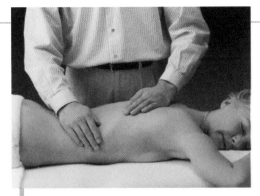

1 Antes de aplicar el aceite, friccione toda la espalda con las palmas de las manos y las yemas de los dedos para aumentar la circulación en la piel.

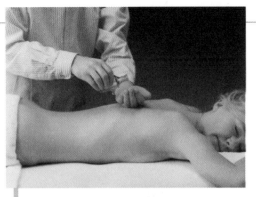

2 Apoye su mano en la espalda del paciente y vierta una cucharadita de aceite en la palma de la mano. Puede añadir más aceite durante el tratamiento si fuese necesario. Una buena posibilidad para este tratamiento es el sándalo en aceite de almendra dulce.

3 Efectúe effleurage por toda la espalda del paciente, de forma que se extienda el aceite uniformemente, pero no espere que proporcione una sensación «deslizante».

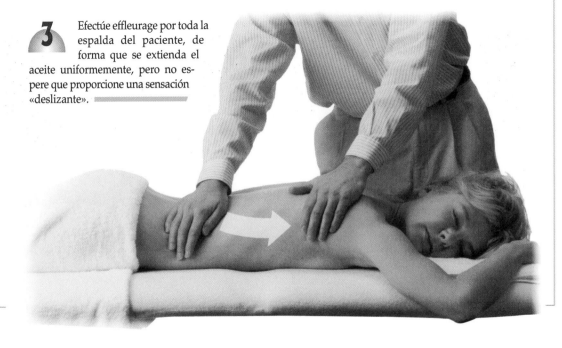

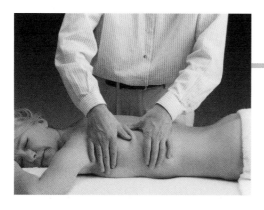

4 Efectúe un rastrillado durante 20 segundos. Concéntrese en la caja torácica, y luego aplique effleurage por toda la espalda. Repita los movimientos.

5 Utilizando los nudillos grandes o los pequeños, según convenga, trate la espalda durante 20 segundos, luego aplique effleurage y repita los movimientos.

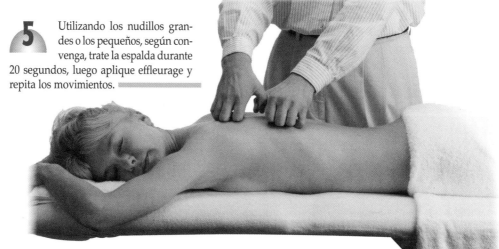

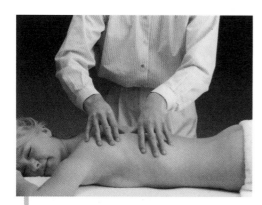

6 Trabaje por toda la espalda efectuando pinzamientos de la piel y de los tejidos subyacentes con los pulgares, luego aplique effleurage y repita.

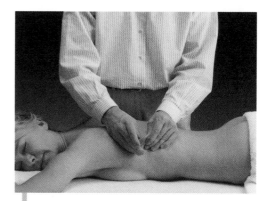

7 Haga una pinza rodante desde la columna vertebral hasta el borde del pecho y desde los hombros hasta la pelvis. Aplique effleurage y repita.

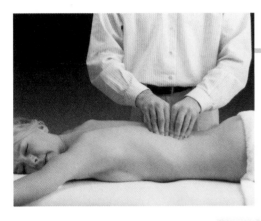

8 Efectúe petrissage a cada lado de la columna vertebral, desde la parte posterior del cuello hasta el sacro, y regrese al principio. Aplique effleurage y repita estas maniobras dos veces.

9 Reforzando la mano, efectúe movimientos circulares junto al borde de la pelvis seis veces. Aplique effleurage y repita.

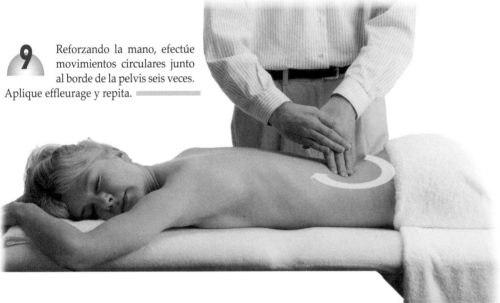

10 Efectúe un último effleurage profundo, barriendo la espalda mientras intercambia las manos, desde los hombros hasta la pelvis. Reduzca la presión y la velocidad, y termine arrastrando los dedos por la espalda. Cubra al paciente y deje que se recupere unos cuantos minutos más que con un masaje corporal regular.

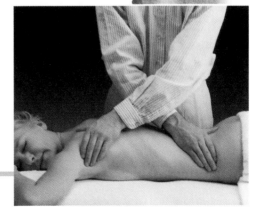

SALUD

SHIATSU

El shiatsu es un sistema de masaje japonés derivado de las teorías chinas sobre el funcionamiento del cuerpo, y que utiliza conceptos de energía para describir sus beneficios terapéuticos. Aunque la técnica del shiatsu difiere en algunos aspectos de la acupuntura, son bastante similares; eso sí, utiliza las yemas de los dedos en lugar de agujas. Las maniobras se dirigen a puntos de la piel que son focos esenciales en ciertos caminos o trazados relacionados con el funcionamiento de los órganos internos. Un masajista de shiatsu se concentra mentalmente en el centro de su abdomen, el «hara», mientras las manos se sitúan en los puntos de energía del paciente.

El shiatsu sigue la tradición de otras terapias orientales en el sentido de que trata de ser una técnica preventiva. Muchos japoneses emplean los servicios de un terapeuta de shiatsu a domicilio para recibir un tratamiento con regularidad.

El shiatsu es una terapia de masaje nada peligrosa y que puede realizarse en un entorno muy familiar, al no requerir ningún equipo ni tecnología especial y al efectuarse por lo general sobre el suelo. Esto permite aplicar una presión muy directa en el cuerpo, siendo también una ventaja para el masajista, cuya postura se considera importante para la transmisión de energía curativa. El paciente no tiene que quitarse la ropa necesariamente y tan sólo se tumba en una posición confortable. Las sesiones de tratamiento suelen basarse en la intuición del masajista, que trabaja desde el «hara».

Algunas veces se ha dicho que el shiatsu es doloroso, pero dado que sus maniobras no son demasiado profundas, es probable que el malestar surja por la congestión de los puntos de presión, causada por un exceso de trabajo. Cuando sucede esto, el terapeuta sugerirá algunas formas de mejorar los hábitos de vida. Los masajistas de shiatsu tienen en cuenta el historial clínico de sus pacientes lo cual les ayuda a determinar a qué pacientes no les conviene un tratamiento completo. Si aplica un masaje en su casa, siga siempre la regla de masajear dentro de los límites de lo confortable.

El shiatsu se utiliza para problemas relacionados con la fatiga y el agotamiento. Se sabe que ejerce un efecto calmante, mientras que por el contrario, quienes se sienten en baja forma dicen que produce un efecto estimulante. Mucha gente lo considera eficaz para el alivio del dolor agudo de las articulaciones y para los problemas que produce el estar de pie mucho tiempo. Las prácticas del shiatsu también se han incluido dentro de algunas técnicas occidentales nuevas como el «masaje sentado», en el que se masajea al paciente en su lugar del trabajo.

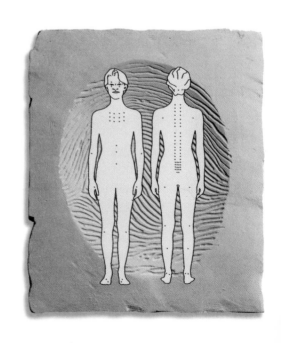

El shiatsu se basa en una «sutil» anatomía oriental mediante la cual se trazan una serie de caminos de energía que unen los órganos del cuerpo y que pueden tratarse mediante técnicas de puntos de presión.

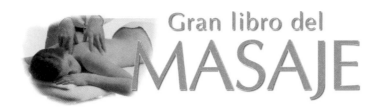

Shiatsu para los hombros

El shiatsu se especializa en la aplicación de presión en ciertos puntos y suele recomendarse para casos agudos y crónicos cuando otras técnicas de masaje no consiguen respuestas curativas. Un hombro inmovilizado es uno de los problemas típicos que puede tratarse con este método. A los pacientes que van por primera vez se les debe explicar la técnica con el fin de que puedan cooperar al máximo mediante la respiración y prepararse para las sensaciones que van a experimentar.

1 Sitúese detrás del paciente, que estará sentado, y pídale que mueva el hombro. Después de aplicar effleurage, sujete el cuerpo con una mano mientras tantea la zona del hombro en busca de puntos delicados con las yemas de los dedos.

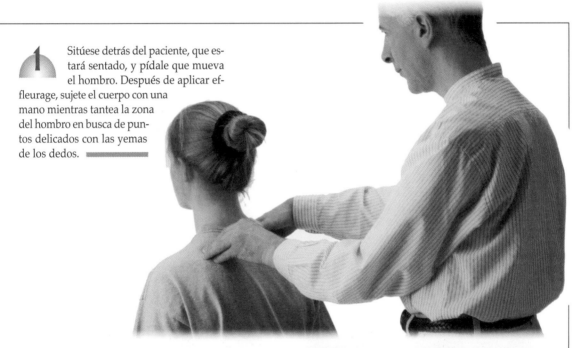

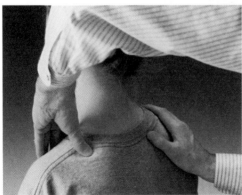

2 Coloque el dedo pulgar sobre un punto nuevo. Pida al paciente que inspire profundamente y espire despacio. Al espirar, presione el músculo. Afloje lentamente la presión cuando inspire y aplique effleurage sobre el punto trazando pequeños círculos.

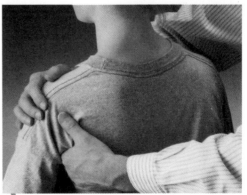

3 Haga lo mismo con otros puntos similares del hombro, utilizando un pulgar sobre el otro si fuese necesario, y luego aplique un effleurage profundo. Pruebe la movilidad del hombro de nuevo y observe si se ha producido algún cambio.

SALUD

Shiatsu para la fatiga

L a mayoría de las culturas orientales comparten una preocupación por los pies que va más allá del concepto de «cuidado» que existe en los países occidentales. En oriente, los pies son reverenciados por considerarse una sección sagrada del cuerpo, ya que representan nuestro contacto con la tierra. La técnica que describimos más abajo se recomienda para la fatiga y el agotamiento, y demuestra el uso terapéutico de los pies en el shiatsu.

1 Pida a su paciente que se tumbe boca abajo en el suelo, sobre algo blando, con una pequeña almohadilla bajo sus pies, que estarán separados entre sí unos 30 cm. Sitúese de pie mirando en sentido contrario y coloque con cuidado sus talones sobre las plantas de los pies del paciente.

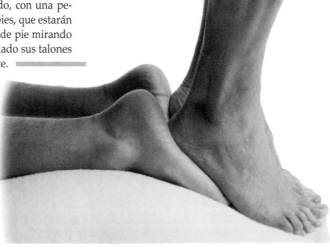

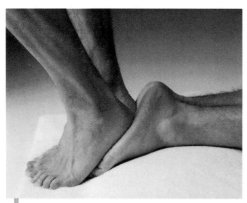

2 Manteniendo las rodillas ligeramente flexionadas todo el tiempo, apoye gradualmente todo su peso sobre los pies del paciente. Traslade rítmicamente su peso desde el pie izquierdo al derecho y viceversa, doblando más la rodilla respectiva.

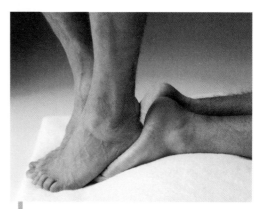

3 Consiga una mayor presión enderezando la rodilla y centrando el contacto en el talón. Trate todo el pie hasta un máximo de 10 minutos. Si el pie del paciente sufre un repentino calambre, deténgase, estire el dedo pulgar del pie y aplique effleurage en la planta.

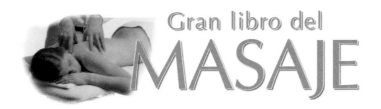
HIDROTERAPIA

La hidroterapia es un tratamiento de masaje que utiliza el agua. Es la forma de masaje que más se aplica en todo el mundo, aunque la mayoría de la gente que practica la hidroterapia no son conscientes de ello; sólo saben que el agua cura muchos dolores y tensiones. Toda vida comienza en el agua, por lo que la hidroterapia vuelve a poner a las personas en contacto con un entorno natural que cura y da vida. Nuestra respuesta fisiológica al agua hace que esta forma de masaje sea muy valiosa para el tratamiento de enfermedades y lesiones.

La utilización clínica de la hidroterapia se desarrolló en el siglo XIX en Europa a partir de técnicas empleadas en remedios populares. Un granjero de Silesia, llamado Preissnitz, es considerado el pionero en este campo, pero entre los primeros hidroterapeutas el más famoso fue Sebastian Kneipp, un sacerdote bávaro. Kneipp evitó una muerte temprana gracias a la hidroterapia y, posteriormente, se convirtió en un sanador conocido en todo el mundo.

Sus seguidores han logrado trasladar las tradiciones de la hidroterapia a la época moderna y existen numerosos ejemplos de su eficacia en el alivio del dolor, como

sedante y para mejorar la circulación. No es difícil explicar el funcionamiento de la hidroterapia. El cuerpo humano, de sangre caliente, se beneficia del contacto con el agua fresca; aplicada un momento, el agua actúa como un tónico, mientras que las aplicaciones prolongadas tienen un efecto calmante. También se emplea el contraste de agua fría y caliente, y algunas veces aplicaciones más largas de calor. Las hidroterapias calientes tienen diversos efectos, pudiendo ser antiinflamatorias cuando se utilizan en la zona opuesta a una lesión. Por ejemplo, aplicar calor a una pierna sana, desvía la sangre hacia la zona tra-

tada y reduce la presión sanguínea en la pierna lesionada.

Los efectos de la hidroterapia se producen inicialmente en la piel y luego se distribuyen por todo el cuerpo a través de los reflejos nerviosos y de las rutas circulatorias. El agua se administra mediante varios métodos, desde las salpicaduras hasta la inmersión o la aplicación de compresas húmedas. La hidroterapia es adecuada para todas las edades, especialmente en casos de achaques y enfermedades crónicas. También es muy eficaz en los niños, que se benefician del tratamiento al tiempo que disfrutan participando de forma activa.

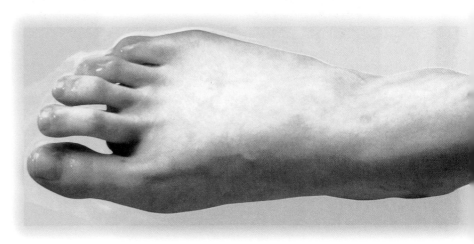

EL PODER CURATIVO DEL AGUA

Las cualidades calmantes y relajantes del agua, así como sus poderes curativos, son reconocidas en todo el mundo.
La hidroterapia se basa en las ventajas de las que todo el mundo disfruta cuando entra en contacto con agua limpia y fresca.

SALUD

Hidroterapia para los espasmos musculares de las pantorrillas

L a circulación sanguínea de las piernas a veces tiene dificultades para satisfacer las necesidades de unos músculos que no paran de trabajar. Esto puede causar un calambre, un problema doloroso que nos puede incapacitar momentáneamente, y que si se produce con frecuencia habrá que investigar. Puede mejorarse con un tratamiento específico de hidroterapia en el que se utilicen temperaturas de contraste. Esta terapia tiene un efecto suave pero penetrante que favorece la circulación y que generalmente funciona bien con los espasmos de las extremidades.

1 Prepare un recipiente con agua muy caliente y otro con agua y hielo y colóquelos junto a la camilla. Empape una pequeña toalla en cada uno. Escurra la toalla caliente y aplíquela a la pantorrilla durante 30 segundos. ▬▬

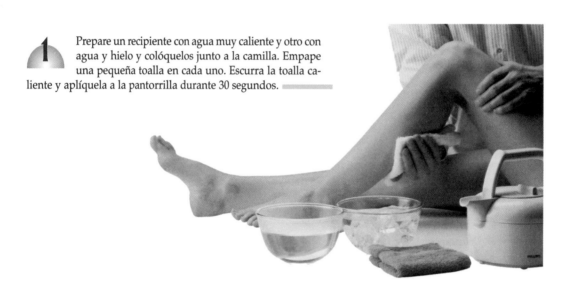

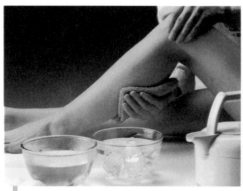

2 Sumerja la toalla en el agua caliente y aplique la fría durante 30 segundos. Repita seis veces, alternando el calor y el frío, y volviendo a empapar las toallas entre las aplicaciones. Tenga a mano más agua caliente para añadirla al recipiente.

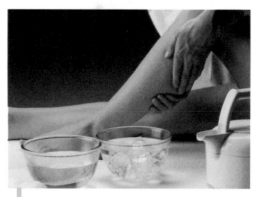

3 Aplique un effleurage profundo a la pierna, desde el tobillo hasta la rodilla, 20 veces. El modo de realizar esta secuencia de masaje permite que la efectúe uno mismo si fuese necesario.

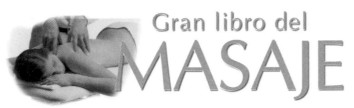
Hidroterapia para las varices de la parte inferior de las piernas

Cuando la sangre que vuelve de la pierna encuentra resistencia más arriba, puede suceder que una vena de la pierna se estire para acomodar la presión, lo que produce una variz. El flujo sanguíneo puede obstruirse por muchas razones y cualquier tratamiento cuyo objetivo sea la recuperación de la vena debe tener en cuenta estos factores. La hidroterapia es una medida eficaz para lograr un alivio, pero debe combinarse con un masaje de espalda y abdomen.

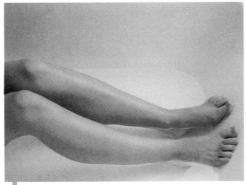

1 El paciente debe sentarse en una bañera con agua templada, sacando las piernas fuera del agua y apoyándolas en el extremo de la bañera o en un soporte cómodo.

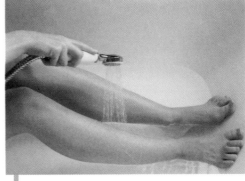

2 Aplique una ducha fresca o vierta una jarra de agua sobre una pierna desde el tobillo hasta la rodilla, pero no a la inversa, 12 veces. Repita la secuencia de agua fresca con la otra pierna.

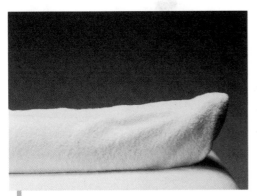

3 Vacíe la bañera. Cuando el paciente salga de la bañera deberá secarse el cuerpo pero no las piernas, envolviéndolas simplemente en una toalla.

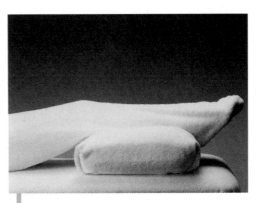

4 El paciente debe tumbarse con las piernas elevadas, apoyadas sobre una almohada, durante 10 minutos. Esta hidroterapia puede realizarla uno mismo.

SALUD

REFLEXOLOGÍA

La reflexología tiene muchos años de antigüedad. Sus técnicas ya las practicaban las antiguas civilizaciones egipcia y china. Se basa en la idea de masajear una serie de puntos reflejos del pie y de las manos para influir en otras partes del cuerpo. Los reflejos se extienden desde las extremidades hasta la parte superior de la cabeza a lo largo de los «meridianos» o caminos, influyendo, a su paso, en los órganos vitales. Al aplicar la presión sobre los puntos reflejos, el reflexólogo libera la energía de los meridianos, lo que descongestiona, aporta vigor y ayuda a mantener un estado de salud equilibrado.

El pionero de la reflexología del siglo XX en Estados Unidos fue el Dr. William Fitzgerald, un médico que había trabajado previamente en Viena. Durante su estancia en el viejo continente entró en contacto con la tradición europea del masaje de puntos de presión y demostró sus efectos como anestésico para ciertas intervenciones quirúrgicas leves. Aunque sus ideas en general no fueron bien recibidas por sus compañeros de profesión, Fitzgerald consiguió un seguidor entusiasta, el Dr. Joseph Riley, que practicaba la medicina general. El interés de Riley fue compartido por su ayudante Eunice Ingham, la cual puso en claro lo que sabemos actualmente sobre los reflejos. Su importante contribución consistió en crear un mapa funcional de los pies, conocido por todos los reflexólogos de hoy en día.

Tanto los pies como las manos y las orejas se han convertido en mapas que muestran unas zonas de reflejos. Si el tronco y la cabeza se proyectan en las plantas de los pies, la cabeza estaría representada en los dedos, y la cavidad abdominal, en los talones. El empeine de cada pie actúa como reflejo de la columna vertebral, mientras que las extremidades están representadas dobladas a lo largo de la parte exterior del pie. La oreja es, en realidad, el paciente en forma de feto, colocado boca abajo, de forma que el ló-

bulo representa el cráneo, y el borde superior de la oreja representa la columna vertebral.

La reflexología es una terapia en evolución que se está estableciendo como una técnica no invasiva. Su filosofía positiva la convierte en una atractiva terapia de prevención y a muchos pacientes les ha ayudado a enfrentarse a dolencias crónicas y a alteraciones relacionadas con el funcionamiento hormonal. Se ha utilizado como medida paliativa en la asistencia sanitaria convencional y ha sido bien recibida sobre todo en la profesión de enfermería. Tiene la ventaja de complementar a otras terapias y no se le atribuyen efectos secundarios.

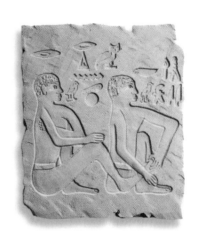

Las técnicas de la reflexología ya las practicaban los antiguos egipcios hace más de 3.000 años.

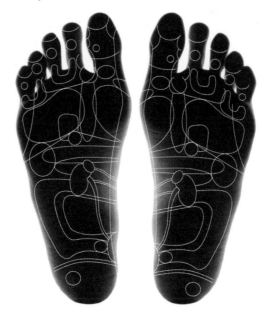

Aunque la reflexología puede practicarse en varias partes del cuerpo, como las manos y las orejas, los pies se consideran como la parte más receptiva para el tratamiento.

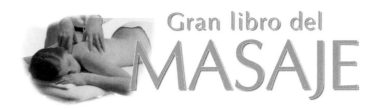

Reflexología para la espalda

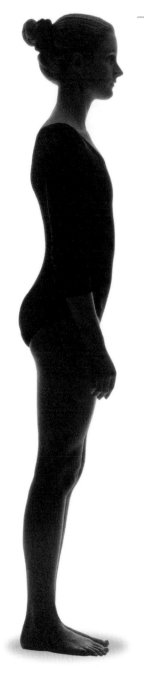

L a reflexología puede emplearse para tratar la espalda cuando un espasmo muscular agudo impide la aplicación de un tratamiento directo. Esto sucede sobre todo con problemas de la parte superior de la espalda y de la zona del cuello. También sirve para evaluar problemas de espalda cuando las sensaciones de dolor no están definidas o son muy extensas. En tales casos, se examinan todos los puntos de la columna y cualquier debilidad o presión se relaciona con los músculos de esa zona.

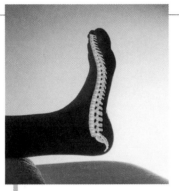

1 Pida a su paciente que se coloque de pie y de perfil, mirando hacia la izquierda. Observe la curvatura de la columna. Pídale que se tumbe y observe el pie izquierdo desde su lado derecho para comparar su silueta con la de la columna.

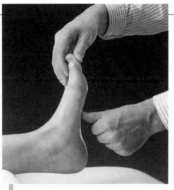

2 Para comenzar el tratamiento, coloque una almohada bajo la rodilla y otra debajo del tobillo de forma que sobresalga el pie. Sujete éste suavemente por los dedos y aplique effleurage en la planta con el borde de su dedo pulgar, manteniendo una presión uniforme.

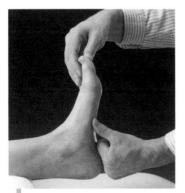

3 Con la punta del dedo, busque puntos duros dentro de la planta. Utilizando una parte más plana del pulgar, trátelos con effleurage suave en forma de círculos, durante un tiempo máximo de dos minutos cada uno.

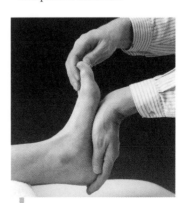

4 Complete el tratamiento con effleurage, empleando toda la mano. Envuelva el pie en una toalla templada y repita todo el procedimiento con el otro pie.

TERAPIA DE INVERSIÓN

L a terapia de inversión es una técnica muy avanzada. No es peligrosa, pero debe aprenderse a través del contacto personal y bajo la supervisión de un instructor. Por ello, los ejercicios que mostramos aquí están incompletos intencionadamente. No se trata de una secuencia de pasos que haya que seguir, sino de una mera muestra de posiciones incluidas en esta nueva terapia radical.

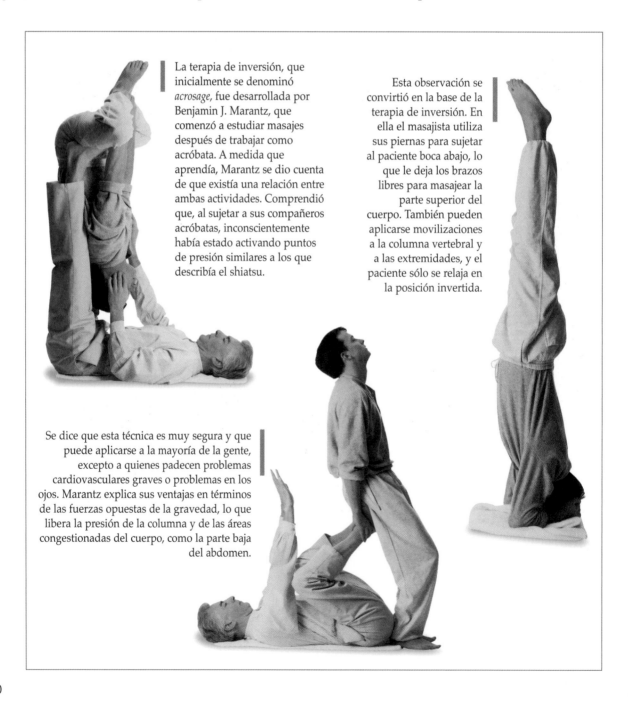

La terapia de inversión, que inicialmente se denominó *acrosage*, fue desarrollada por Benjamin J. Marantz, que comenzó a estudiar masajes después de trabajar como acróbata. A medida que aprendía, Marantz se dio cuenta de que existía una relación entre ambas actividades. Comprendió que, al sujetar a sus compañeros acróbatas, inconscientemente había estado activando puntos de presión similares a los que describía el shiatsu.

Esta observación se convirtió en la base de la terapia de inversión. En ella el masajista utiliza sus piernas para sujetar al paciente boca abajo, lo que le deja los brazos libres para masajear la parte superior del cuerpo. También pueden aplicarse movilizaciones a la columna vertebral y a las extremidades, y el paciente sólo se relaja en la posición invertida.

Se dice que esta técnica es muy segura y que puede aplicarse a la mayoría de la gente, excepto a quienes padecen problemas cardiovasculares graves o problemas en los ojos. Marantz explica sus ventajas en términos de las fuerzas opuestas de la gravedad, lo que libera la presión de la columna y de las áreas congestionadas del cuerpo, como la parte baja del abdomen.

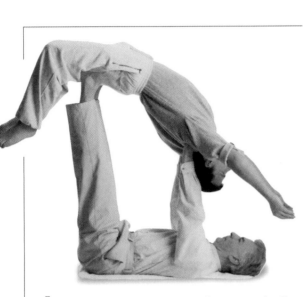

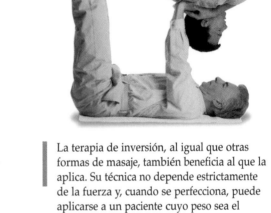

Se dice que esta técnica mejora la postura y la alineación de la columna. Marantz menciona la eficacia de las posturas del yoga para confirmar los efectos terapéuticos de la inversión y considera que la técnica de apoyo propia de su terapia hace que sea accesible a personas con problemas de columna o cuello. Cree que la terapia de inversión aumenta la confianza en uno mismo y afirma que ésta es la respuesta psicológica más común al tratamiento.

La terapia de inversión, al igual que otras formas de masaje, también beneficia al que la aplica. Su técnica no depende estrictamente de la fuerza y, cuando se perfecciona, puede aplicarse a un paciente cuyo peso sea el doble que el del terapeuta.

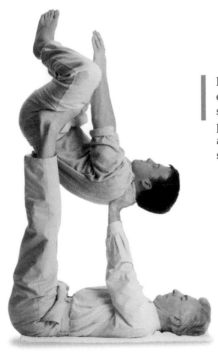

Empleando el control muscular y la estructura de su esqueleto para sujetar al paciente, el masajista puede relajarse libremente mientras aplica el masaje y, al finalizar, se siente muy bien.

Tratamientos
ESPECIALES

SEXTA PARTE

MASAJE DURANTE EL EMBARAZO

La naturaleza psicosomática de la terapia del masaje la convierte en un tratamiento beneficioso en todas las fases del embarazo. Ayuda a preparar tanto al cuerpo como a la mente en las etapas prenatales, alivia el dolor y el miedo durante el parto, y ayuda a una rápida recuperación en el posparto.

Los cambios corporales que tienen lugar durante el embarazo se producen, por supuesto, fundamentalmente para beneficio del bebé. En este sentido, la madre acomoda al bebé a expensas suyas, por lo que es comprensible que, para la mayoría de las mujeres, la larga preparación para el nacimiento sea una experiencia físicamente agotadora.

Desde el punto de vista psicológico, el embarazo puede ser también una dura prueba. A la alegría le acompaña el temor a lo que va a venir: la salud del bebé, el posible dolor y peligro del parto, e incluso si no es el primer bebé, un futuro desconocido. Por tanto, es una época en la que el apoyo psicológico es tan importante como los cuidados físicos.

Si los cuidados no son los adecuados, esto se refleja en una elevación en la presión del cuerpo de la madre, especialmente en el sistema cardiovascular. La presión sanguínea puede aumentar mucho, y las venas, especialmente las que regresan de las piernas y la pelvis, por lo general se hinchan. Aunque estas condiciones suelen clasificarse como síntomas de enfermedad, en realidad nos están indicando que el nivel de cuidados es insuficiente. En general, parece que el embarazo aporta una protección contra enfermedades graves; en muchos casos enfermedades como la artritis se reducen durante el embarazo y vuelven a aparecer después del parto.

Es muy importante que el cuidado físico prenatal, al tiempo que protege contra cualquier problema médico que pudiera poner en peligro el embarazo, tenga en cuenta los efectos antinaturales de la vida moderna del cuerpo.

La flexibilidad y la resistencia necesarias para un buen embarazo y un buen parto muchas veces tienen que fortalecerse durante el transcurso del embarazo –hecho que está reconocido en los programas de preparación al parto a los que deberían asistir todos los futuros padres. El masaje puede resultar una gran ayuda en esto. También alivia la tensión durante el parto y disipa los temores que muchos observadores identifican como un factor importante en las complicaciones de un parto normal.

CUIDADOS DESPUÉS DEL PARTO

Una vez que ha nacido el bebé, el cuerpo obviamente tiene que acomodarse al trauma de haber dado a luz. Incluso los partos más fáciles producen graves lesiones, cuya naturaleza, si se produjesen durante una actividad deportiva, demandaría una gran atención. Por desgracia, el bienestar de la madre se plantea muchas veces simplemente en términos de supervivencia, mientras que el bebé se convierte en el centro de atención. Si se ignoran las señales de daños, futuros embarazos pueden sufrir complicaciones y, a largo plazo, puede verse afectada la salud general de la madre. Una buena terapia de masaje puede ayudar a evitar tales problemas.

El trauma físico del parto está al menos bien claro, incluso si sus consecuencias son a veces ignoradas. Sin embargo, sólo últimamente se ha reconocido que dar a luz puede causar daños desde el punto de vista emocional aunque el estado físico sea satisfactorio. El daño emocional puede surgir de la experiencia del dolor, a causa de las repentinas consecuencias de ser madre, etc. Contar con la ayuda psicológica apropiada durante esta época puede ser incluso más difícil que obtener una terapia física, porque en general se cree que la maternidad debe producir una ola de felicidad. El tacto reconfortante del masaje puede ser justo lo que necesite una madre para reparar el daño y prepararla para su nuevo papel.

MASAJE INTERNO

La presión abdominal que se siente como resultado del crecimiento del bebé puede aliviarse realizando respiraciones profundas dirigidas a los lados y a la parte superior del pecho, lo que crea un masaje interno muy eficaz.

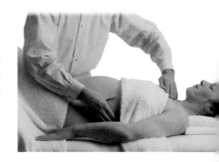

Masaje de piernas durante el embarazo

Es importante masajear la piernas desde los primeros días del embarazo. Todos los problemas relacionados con la postura suelen aumentar con el embarazo, y los problemas de espalda, especialmente, pueden producir dolor en las piernas. También en esta época el cansancio se refleja en las piernas, y el masaje es una forma de proporcionar descanso a la paciente. Esto es más importante aún en el caso de las mujeres embarazadas que tienen más hijos.

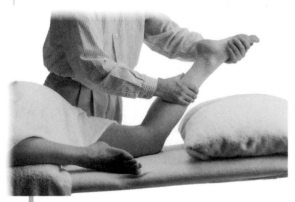

1 Pida a la paciente que se tumbe boca abajo sobre la camilla con una pierna flexionada hacia arriba y la rodilla sobre una almohada para acomodar el abdomen. Aplique effleurage en la otra pierna.

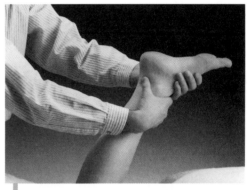

2 Friccione alrededor del tobillo y bajando un poco por la pierna durante 30 segundos. Haga maniobras moderadamente profundas, evitando cualquier señal de varices.

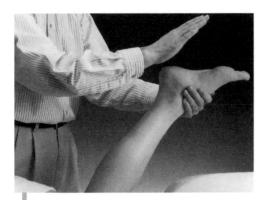

3 Aplique percusión por toda la planta del pie, dando golpecitos con todos los dedos.

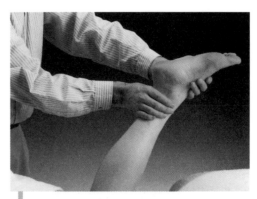

4 Aplique effleurage lenta y profundamente por la pierna, desde el pie hasta después de la rodilla.

SALUD

Automasaje de abdomen durante el embarazo

Existe una forma de masaje abdominal que es adecuada para el embarazo. Al principio pueden aplicarse las maniobras más simples de effleurage, luego maniobras relajantes de presión a medida que el bebé se desarrolla y los músculos de la madre comienzan a sufrir tensión. Es importante que la madre elija qué maniobras le ayudan más y cuánto debe durar el masaje, por lo que lo mejor es el automasaje.

1 La paciente debe tumbarse de espaldas con las piernas apoyadas sobre una almohada. Aplique effleurage por el abdomen con maniobras de vaivén, definiendo su forma y estirando ligeramente la piel.

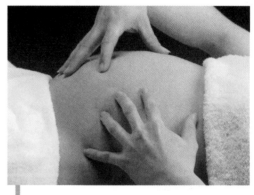

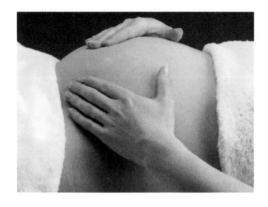

2 Con una maniobra modificada de rastrillado, los dedos estirados se arrastran alrededor del abdomen. Esto puede realizarse también como un suave y rítmico rascado, incluyendo la cintura.

3 Comenzando por los lados, las manos presionan lentamente los músculos de la cintura y se deslizan hacia dentro, aflojando la presión a medida que se avanza hacia el centro. Al final del embarazo, cuando resulta incómodo tumbarse de espaldas, puede realizarse sentada.

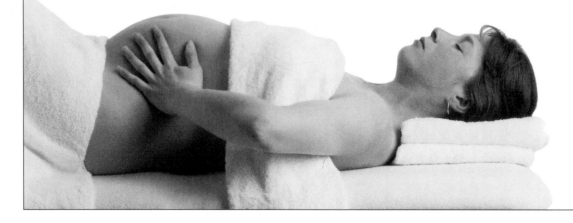

MASAJE

Masaje de espalda durante el parto

E l dolor de espalda durante el parto se produce por los ajustes de la pelvis para que nazca el niño y por la presión que se crea en los músculos. Aunque este malestar puede ser difícil de eliminar, ofrecerá cierto alivio caminar por la habitación, darse un baño templado o respirar profundamente. El masaje intenta ayudar haciendo uso del principio de la revulsión, por lo que las maniobras se empiezan con energía.

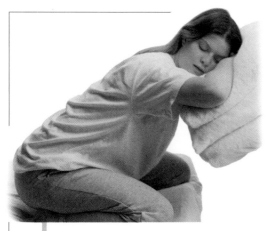

1 Pida a la paciente que se ponga de rodillas y con las piernas separadas, inclinada hacia delante. Si no está cómoda, que pruebe de pie, inclinándose hacia delante y apoyada en un soporte.

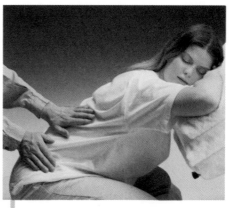

2 Al inclinar la parte superior del cuerpo hacia delante se alivia el peso sobre la columna. Cuando relaje los hombros y los músculos de las mandíbulas, aplique effleurage suave por la espalda.

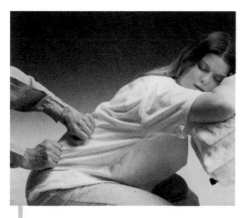

3 Utilice los nudillos para dar petrissage en los hombros y parte inferior de la espalda. Preste atención a la zona de la pelvis. Las maniobras y presiones pueden ensayarse durante el embarazo con el fin de prepararse para cuando se necesite.

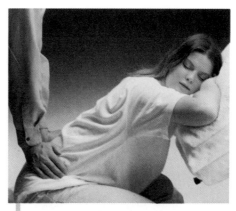

4 Coloque las manos a cada lado de la pelvis, efectúe una fuerte presión hacia abajo al tiempo que la paciente expulsa el aire de la respiración. Repita la acción, con cuidado de no sobrecargar las piernas.

SALUD

MASAJE PARA BEBÉS

Cuando un niño nace, deja atrás un mundo conocido de masaje e hidroterapia y es expulsado a una situación en la que el contacto humano tal vez le sea negado por completo. En algunas culturas, los recién nacidos –especialmente los varones– son separados inmediatamente de sus madres durante mucho tiempo, porque se cree que tal intimidad reduce la agresividad del niño. Afortunadamente, esta idea no se ha generalizado y no evita que la mayoría de los padres acaricien, manipulen y de alguna manera masajeen a sus niños, siempre y cuando, claro está, ellos hayan sido tratados de igual modo.

La relativa indefensión de un niño recién nacido invita a acariciarlo amorosamente y la clara sensación de alegría, tranquilidad y consuelo que se transmite de padres a hijos es algo completamente natural. Cuando se produce una separación imprevista, como cuando los niños nacen antes de tiempo y tienen que sobrevivir en una incubadora, los padres sufren una gran aflicción; las investigaciones clínicas indican que el bebé también padece y se desarrolla mejor cuando se incluye al menos un mínimo contacto físico como parte del tratamiento.

Mecer a un bebé puede ser algo instintivo para la mayoría de los padres, pero el masaje deliberado sólo es normal en ciertas culturas. En la India, los bebés son masajeados por primera vez seis días después de su nacimiento y luego todos los días hasta que cumplen tres años. Más tarde, el masaje semanal forma parte de su cuidado durante la infancia. En los países occidentales, en cambio, los niños sólo reciben masaje por prescripción facultativa como tratamiento de una enfermedad. Tan sólo haría falta un poco de ayuda técnica, reforzada por una buena disposición natural entre padres e hijos, para que la vida de todos los bebés pudiera enriquecerse mediante un masaje regular.

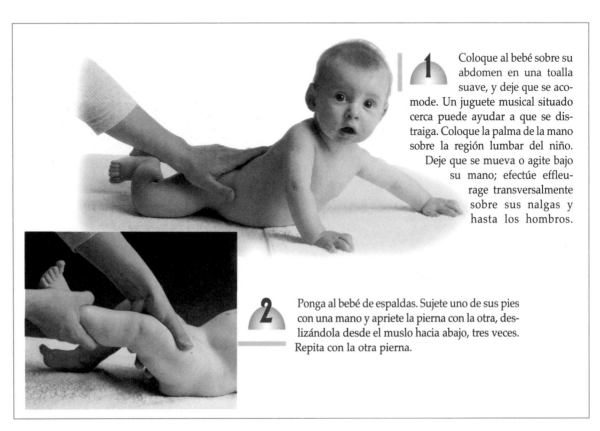

1 Coloque al bebé sobre su abdomen en una toalla suave, y deje que se acomode. Un juguete musical situado cerca puede ayudar a que se distraiga. Coloque la palma de la mano sobre la región lumbar del niño. Deje que se mueva o agite bajo su mano; efectúe effleurage transversalmente sobre sus nalgas y hasta los hombros.

2 Ponga al bebé de espaldas. Sujete uno de sus pies con una mano y apriete la pierna con la otra, deslizándola desde el muslo hacia abajo, tres veces. Repita con la otra pierna.

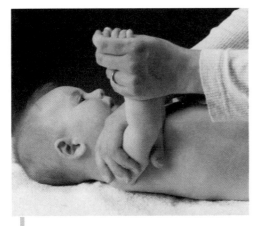

3 Separe el brazo de su cuerpo. Apriete el brazo desde el hombro hasta la muñeca, tres veces. Repita con el otro brazo.

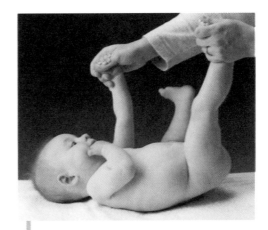

4 Coja una mano y la pierna opuesta. Acerque los miembros entre sí y sepárelos. Tire de ambos miembros hacia arriba para enderezarlos y suavemente resista los tirones del bebe. Repita la operación con los miembros contrarios.

5 Sujete la cabeza del bebé con sus manos y aplique effleurage en su frente con los pulgares. Esto puede tranquilizar al bebé o provocarle más agitación.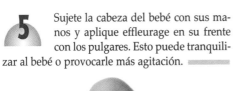

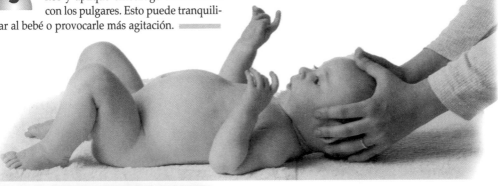

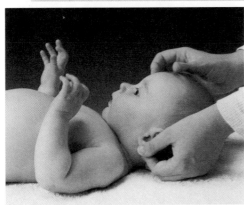

6 Continúe con el effleurage hacia las orejas, pellizcándolas ligeramente. Efectúe movimientos en círculo sobre la frente, las sienes y el cuero cabelludo. Haga todo aquello con lo que el niño quiera cooperar. No pretenda completar toda una secuencia en una sola sesión de masaje y varíe el orden de las maniobras en función de las respuestas del niño.

SALUD

MASAJE PARA LA CIRCULACIÓN

El masaje es principalmente una terapia muscular, pero también puede mejorar la eficacia de los sistemas de circulación. Existen tres de estos sistemas en el cuerpo. El sistema nervioso hace circular información que va y viene del cerebro, y organiza la circulación de fluidos; ésta se subdivide en el torrente sanguíneo y el torrente linfático. Las personas de edad avanzada son las que más se benefician del masaje circulatorio.

La sangre, impulsada por la acción de bombeo que ejerce el corazón, pasa por las arterias, cuyo diámetro se reduce continuamente, para llegar a todas las células del cuerpo. Las células toman el oxígeno y los nutrientes de la sangre y los cambian por dióxido de carbono y otros productos de desecho. Éstos son enviados de nuevo al corazón con la sangre que regresa a través del sistema venoso. El lado derecho del corazón bombea esta sangre venosa a los pulmones, donde el dióxido de carbono es sustituido por oxígeno. La sangre purificada vuelve entonces al lado izquierdo del corazón, desde donde es bombeada a todo el cuerpo otra vez.

Cuando la sangre actúa recíprocamente con las células, pierde parte de su contenido de agua (plasma), lo que produce un entorno fluido para el cuerpo. Sin embargo, si la pérdida de fluido fuese pasada por alto, el cuerpo se saturaría de agua. Para evitarlo, el agua liberada es reclamada por el sistema linfático y esta linfa es reciclada y enviada de nuevo a la corriente sanguínea.

El sistema linfático logra esto canalizando la linfa a lo largo de vasos dispuestos casi paralelamente a las venas. De hecho, los vasos linfáticos comparten muchas características físicas con el sistema venoso, y los dos tipos de vasos convergen justo antes del corazón de modo que la linfa entra en la sangre a tiempo para la circulación. Como la linfa contiene glóbulos blancos «desinfectantes» y puede volverse impura, el sistema es filtrado de camino al corazón. Los filtros se denominan «nódulos» (o erróne-

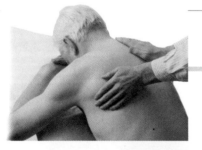

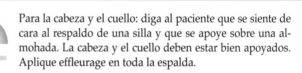

1 Para la cabeza y el cuello: diga al paciente que se siente de cara al respaldo de una silla y que se apoye sobre una almohada. La cabeza y el cuello deben estar bien apoyados. Aplique effleurage en toda la espalda.

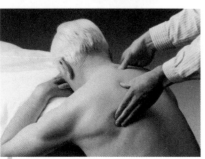

2 Efectúe rastrillado, pinzamiento con los pulgares y golpes con los nudillos; aplique petrissage en el tórax y los hombros.

3 Utilice los pulgares para presionar suavemente bajo el cráneo y hacia abajo a cada lado del cuello. Aplique effleurage ligero en dirección a los hombros. Pida al paciente que respire profundamente tres veces para completar el masaje.

amente «ganglios») y cuando son especialmente activos elevan su temperatura para añadir un efecto de combustión. Entonces notamos su presencia en forma de «ganglios inflamados» en las articulaciones y en la base del cráneo.

Para comprender cómo el masaje puede contribuir a un mejor funcionamiento de este sistema, es importante saber que el corazón no puede hacer volver a la sangre hacia dentro. La sangre y la linfa que regresan al corazón son impulsadas mediante la contracción alterna de músculos esqueléticos, por la presión contra la piel creada por un contacto firme (por ejemplo cuando caminamos) y por el ritmo de la respiración.

A la sangre venosa le resulta más fácil volver que a la linfa, puesto que se encuentra en un circuito cerrado; el movimiento de la linfa depende más del tono de los músculos, hasta el punto de que un cuerpo con un buen tono muscular es capaz de reciclar un 300 % más de linfa, cada día, que un cuerpo que esté en baja forma. La lentitud del retorno linfático es lo que da a un cuerpo flojo sus características hinchazo-nes, especialmente alrededor de los tobillos, pero también en la cara.

El masaje linfático está pensado para ayudar en estos problemas. No es posible acelerar mucho el flujo linfático, pero el masaje es capaz de aliviar la congestión y normalizar las condiciones de las que depende el flujo linfático. El masaje es lento y requiere movimientos suaves y rítmicos, puesto que la piel puede hincharse con la linfa y dañarse fácilmente.

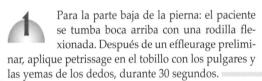

1 Para la parte baja de la pierna: el paciente se tumba boca arriba con una rodilla flexionada. Después de un effleurage preliminar, aplique petrissage en el tobillo con los pulgares y las yemas de los dedos, durante 30 segundos.

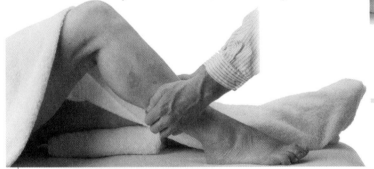

2 Dé effleurage uniendo las yemas de los dedos en el talón y drenando hacia arriba. Termine suavemente detrás de la rodilla.

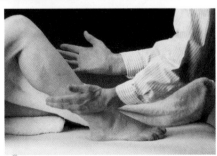

3 Haga un abanico arrastrando los dedos desde el talón hasta los laterales de la parte posterior de la rodilla. Comience lentamente, desplazando las manos hacia arriba y hacia abajo, 20 segundos.

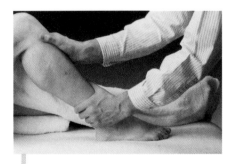

4 Aplique effleurage hacia arriba desde la parte anterior y posterior de la pierna, efectuando la maniobra seis veces con cada mano. Este masaje tal vez requiera aceite en la piel de las personas mayores.

SALUD

MASAJE Y LESIONES

E l masaje ocupa un importante lugar a la hora de ayudar al cuerpo a recuperarse de una lesión. Hay veces que éstas afectan directamente a los músculos y son las manipulaciones del masaje las que estimulan los procesos de autorreparación y ayudan a evitar las complicaciones surgidas de la inmovilización. Además, estimula la circulación, facilita la distribución de nutrientes vitales y la eliminación de productos en descomposición. Los movimientos del masaje proporcionan una forma de fisioterapia para la rigidez y las articulaciones dañadas, y cuando se rompe algún hueso, proporciona una valiosa terapia para los tejidos blandos dañados.

Las lesiones forman parte de nuestra vida cotidiana. Algunas son insignificantes; otras, como las fracturas de huesos, presentan grandes inconvenientes. En algunos casos ni siquiera las apreciamos, como sucede con los cardenales; otras lesiones pueden ser traumáticas; si experimentamos uno de estos traumas, se dice que estamos en estado de shock.

Por lo general nos recuperamos por completo de nuestras lesiones de forma espectacular, y tal vez nos maravillemos ante el poder de autorreparación que tiene el cuerpo. Incluso las peores lesiones se reparan solas si se les proporciona unos mínimos cuidados. Para cuando nos damos cuenta de un corte en la piel, por ejemplo, el cuerpo ya ha comenzado a re-

pararlo. Pocas medicinas tienen un efecto positivo en las lesiones, y un hueso fracturado –aunque alguna vez requiere cirugía para recolocarse– sana y se fortalece sin más atención.

La primera forma de tratar las lesiones es prevenirlas, lo cual implica tener cuidado a la hora de utilizar nuestro cuerpo. Con frecuencia, la gente realiza actividades físicas intensas cuando sus cuerpos no están preparados y las lesiones que llamamos «accidentes» son el resultado inevitable de esa falta de cuidado.

Algunas personas sufren lesiones más fácilmente que otras. En realidad, muchas lesiones son previsibles. Los cuerpos en baja forma aguantan peor los esfuerzos; el cansancio y la tensión nos hacen vul-

nerables incluso a esfuerzos pequeños y una dieta poco equilibrada puede además causar debilidad.

Prepararse para actividades que requieren un gran esfuerzo físico realizando ejercicios regularmente puede ser una gran ayuda. Además, deben hacerse ejercicios de calentamiento antes de practicar cualquier deporte. El masaje regular puede colaborar en este empeño manteniendo la flexibilidad y detectando y tratando los problemas musculares antes de que causen problemas.

CÓMO EVITAR LESIONES

Nuestras lesiones nos enseñan más de nosotros mismos que las enfermedades. La experiencia que tenemos de estar en-

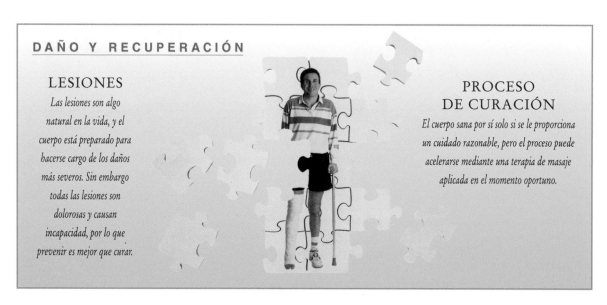

DAÑO Y RECUPERACIÓN

LESIONES

Las lesiones son algo natural en la vida, y el cuerpo está preparado para hacerse cargo de los daños más severos. Sin embargo todas las lesiones son dolorosas y causan incapacidad, por lo que prevenir es mejor que curar.

PROCESO DE CURACIÓN

El cuerpo sana por sí solo si se le proporciona un cuidado razonable, pero el proceso puede acelerarse mediante una terapia de masaje aplicada en el momento oportuno.

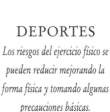

Gran libro del
MASAJE

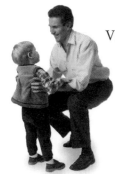

VIDA FAMILIAR

*La mayoría de las lesiones se
producen en casa, porque
bajamos la guardia al
encontrarnos en un ambiente
relajado.*

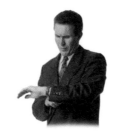

TENSIÓN Y ESTRÉS

*Forzarse demasiado debilita los reflejos y hace
al cuerpo más vulnerable al daño.*

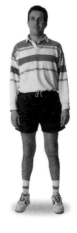

DEPORTES

*Los riesgos del ejercicio físico se
pueden reducir mejorando la
forma física y tomando algunas
precauciones básicas.*

fermos, en general, nos hace pensar que hemos sido víctimas de la mala suerte. Sin embargo, con las lesiones somos más positivos.

Una manera de prevenir las lesiones es afrontar de una forma positiva la perspectiva o posibilidad de lesionarnos. Para ello, podemos modificar un tratamiento que nosotros sepamos que da buenos resultados para curar, y utilizarlo como prevención. De este modo se sigue una máxima tradicional de la terapia natural: «Prevenir es curar y curar es prevenir».

Este enfoque nos permite, como masajistas, ofrecer un masaje que haga hincapié en los elementos de contención, movilización y apoyo para el tratamiento de las lesiones. Estos métodos se aprenden mejor practicando con personas no lesionadas, para tener más confianza cuando se presenten las lesiones.

ESTAR EN BUENA FORMA

Es difícil encontrar una definición de «buena forma» con la que todo el mundo esté de acuerdo. La condición física de los pulmones y el corazón son importantes, y el modo en que actúan puede servir para medir el estado físico. Siempre y cuando tengamos un nivel razonable de buena forma, estaremos protegidos contra la mayoría de lesiones causadas por la mala forma física.

CANSANCIO Y TENSIÓN

Estos elementos pueden ser las dos caras de una misma moneda, que indican que existe un esfuerzo excesivo y que se está forzando a la persona hasta más allá de unos límites tolerables. A veces puede parecer que el cansancio está ligado al cumplimiento de unos objetivos profesionales, pero sin duda nuestros reflejos y nuestras reacciones se debilitan si existe una tensión excesiva.

Quienes consiguen salir ilesos de tales esfuerzos quizá lo logren cambiando radicalmente de actividad: trabajan duro, practican un deporte duro, se derrumban y vuelven a levantarse de golpe. Esto puede resultar eficaz para algunas personas, pero para la mayoría resulta excesivo.

Sobrepasar los límites aceptables es una forma segura de provocarnos algún tipo de lesión.

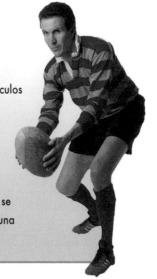

PRECALENTAMIENTO

Cualquier ejercicio físico puede lesionar nuestras articulaciones, músculos y tendones. Si uno se pone en acción después de estar en reposo, el flujo sanguíneo no puede adaptarse, los músculos no funcionan y se fuerzan con facilidad.

Podemos evitarlo realizando ejercicios de precalentamiento, que favorecen el flujo sanguíneo. Después de correr, tal vez necesitemos «enfriarnos», lo que se consigue estirando las fibras musculares que se acortan al realizar movimientos similares repetidos, lo que produce una pérdida de flexibilidad.

SALUD

TIPOS DE LESIONES

Nuestra reacción ante las lesiones depende a veces de los inconvenientes que ocasionen y del dolor que produzcan. Según el tratamiento que requieran, las lesiones pueden dividirse en dos categorías: lesiones triviales, en las que el daño es ligero y la recuperación total se produce de manera espontánea simplemente descansando; y lesiones graves, en las que existe una destrucción o ruptura del tejido. Éstas últimas suelen precisar intervención médica, lo que puede también causar una incapacitación, que tienen que tratar después los masajistas terapeutas durante mucho tiempo.

Las lesiones a menudo se consideran triviales debido más a la situación en que se producen que al daño causado, ya que tendemos a dar por sentado que una lesión es insignificante si la causa también lo es. En estas circunstancias, las personas trivializan rápidamente lesiones muy dolorosas y que producen incapacidad. Una lesión verdaderamente trivial no siempre es fácil de evaluar; por lo general se produce una ligera rigidez y cierta inflamación, pero si ésta remite después de 24 horas nos sentimos recuperados. Muchas lesiones triviales se producen por un esfuerzo excesivo del cuerpo y, normalmente, una cierta interrupción de la actividad y el descanso evitarán los problemas, incluso si hay que seguir con el trabajo más tarde. Si esto no funciona, la lesión aparecerá una y otra vez; tales lesiones recurrentes, como el dolor común de espalda, requieren un estudio minucioso, tanto de la condición en sí como de las circunstancias que la provocan.

LESIONES MÁS SERIAS

A veces, las lesiones triviales evolucionan y se convierten en graves, pero en la mayoría de los casos el dolor, la hinchazón o la pérdida de sangre harán que cualquier daño grave se aprecie desde el principio.

Una lesión grave no tiene que poner en peligro la vida necesariamente; de hecho, una fuerte reacción a la lesión demuestra que el cuerpo tiene una respuesta completamente sana. Sin embargo, una lesión grave necesitará más tiempo para curarse, lo que proporciona la oportunidad de aplicar tratamientos apropiados para ayudar a los esfuerzos del cuerpo.

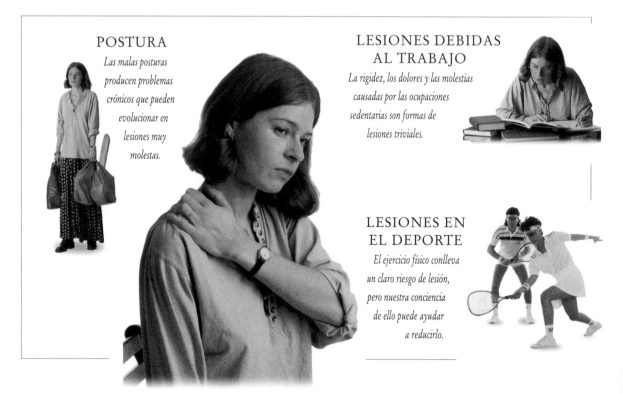

POSTURA

Las malas posturas produquen problemas crónicos que pueden evolucionar en lesiones muy molestas.

LESIONES DEBIDAS AL TRABAJO

La rigidez, los dolores y las molestias causadas por las ocupaciones sedentarias son formas de lesiones triviales.

LESIONES EN EL DEPORTE

El ejercicio físico conlleva un claro riesgo de lesión, pero nuestra conciencia de ello puede ayudar a reducirlo.

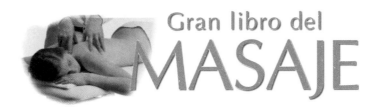

CÓMO RESPONDE EL CUERPO

La respuesta del cuerpo a una lesión se considera muchas veces como un proceso de destrucción, pero esto sólo es cierto si se establece alguna alteración grave, como una necrosis. En la mayoría de las lesiones la fase destructiva finaliza rápidamente y, una vez estabilizada la lesión, el cuerpo comienza el proceso de reparación. Éste puede ser doloroso, pero en realidad es una prueba de que los tejidos están vibrantes y activos.

Las lesiones casi siempre implican pérdida de sangre, puesto que los diminutos vasos sanguíneos se rompen con facilidad. La sangre que se escapa rezuma entre capas de tejido corporal y se extiende por los efectos de la gravedad. Esto explica por qué un cardenal no siempre se corresponde con la zona dolorosa. Si se pierde una porción importante de sangre en circulación, esto puede producir una gran alteración en la tensión arterial, lo que suele ser más grave que la lesión inicial.

Poco después de producirse la lesión, los pequeños vasos comienzan a constreñirse y la sangre se coagula. Esto se logra gracias a las células de la coagulación de la sangre –las plaquetas– las cuales, junto con los fibroblastos o células matrices, vuelven a unir el tejido corporal. Todo esto sucede con bastante rapidez, siempre y cuando la lesión no se agrave.

Mientras la lesión está en la fase inicial de pérdida de sangre, los vasos sanguíneos adyacentes que no han sufrido daños se dilatan y dejan pasar sangre más fluida de lo habitual hasta la lesión. Esta sangre se denomina «exudado» y contiene un mayor número de glóbulos blancos denominados leucocitos, que atacan a toda materia extraña a la lesión. El exudado es muy eficaz desinfectando la lesión, ayuda a poner rígida la zona e impide el movimiento que complicaría el daño. También estimula el crecimiento de tejido nuevo.

Calor, enrojecimiento, hinchazón y sensibilidad son indicios de la exudación. Considerando el valor de tal respuesta, estos dolores secundarios deberían sobrellevarse con valentía, pero la intervención del masaje puede aliviar el malestar.

LA RESPUESTA DEL CUERPO

El daño que se produce a los delicados vasos capilares por el desgaste natural se repara sin afectar a su funcionamiento. Sin embargo, cuando se produce una lesión, se pierde cierta cantidad de sangre, lo que hace necesaria una respuesta de «primeros auxilios». Una característica propia de esta situación es un aumento de líquido alrededor de la lesión, procedente de los vasos linfáticos que rodean una articulación, lo que ayuda con la inflamación. Esto contribuye a presionar los terminales nerviosos, lo cual produce dolor.

HIDROTERAPIA

Es importante contener una lesión y para ello lo mejor es imitar la respuesta de aumento de fluidos del cuerpo utilizando la hidroterapia. Después de una lesión, aplíquese lo antes posible agua fresca, bien sea mediante inmersión o vendaje. Esta terapia puede utilizarse durante todo el tratamiento para controlar el dolor. Las sencillas maniobras de effleurage son la forma más apropiada de masaje, mientras que los ejercicios de rehabilitación son más beneficiosos cuando se realizan bajo el agua.

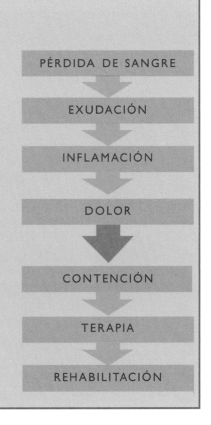

PÉRDIDA DE SANGRE

EXUDACIÓN

INFLAMACIÓN

DOLOR

CONTENCIÓN

TERAPIA

REHABILITACIÓN

SALUD

LESIONES COMUNES

La contribución del masaje al proceso de curación es apreciada desde hace mucho por atletas y bailarines, quienes sufren lesiones musculares que requieren una terapia rápida y eficaz. Sin embargo, el masaje puede ayudar también en el caso de otras muchas lesiones comunes, desde torceduras leves hasta fracturas de huesos. Algunos problemas tal vez requieran un tratamiento convencional antes de que el masaje pueda ser de alguna ayuda, mientras que otros responderán al masaje de inmediato. Pero en la mayoría de los casos, un masaje adecuado en el momento adecuado puede resultar inmensamente beneficioso.

La mayoría de las consultas de masajes se producen una vez finalizada la fase aguda de la lesión, después de un diagnóstico y un tratamiento inicial. El tratamiento convencional tal vez haya sido llevado a cabo por un cirujano o un fisioterapeuta que ha utilizado ultrasonidos para restablecer el buen funcionamiento. Cuando el masaje terapéutico sigue a este tipo de tratamiento inicial, complementa el enfoque ortodoxo favoreciendo las tendencias innatas de curación del cuerpo.

Hay veces en las que el masaje ofrece una alternativa a la terapia ortodoxa y es más eficaz si los métodos convencionales no cumplen los requisitos básicos para tratar una lesión, lo que suele suceder en las fases inicial y final de la recuperación. El masaje puede aplicarse en forma de hidroterapia delicada al comienzo de un programa de tratamiento. También en las últimas etapas de la rehabilitación, momento en que es muy valiosa al no introducir un exceso de ejercicio sin el descanso adecuado. Otra ventaja del masaje terapéutico es que no subestima el trauma emocional que produce la lesión. El hecho de que el masaje lo aplique el mismo terapeuta durante todas las fases del tratamiento ayuda a una recuperación psicológica además de física.

La delicada metodología del masaje como terapia para lesiones se basa en el mismo modelo de recuperación que funciona en la infancia. En esa etapa de nuestra vida, el cuerpo tiene una gran facilidad para reparar los daños; además, es más probable que un niño exprese el dolor y reciba apoyo emocional, y que pueda descansar.

El masaje terapéutico puede satisfacer las mismas necesidades y ayudar a restituir parte de la capacidad de recuperación que todos tuvimos en nuestra niñez. Teniendo en cuenta el enorme poder de recuperación del cuerpo humano, un masaje apropiado puede mejorar la forma física de un adulto lesionado hasta el punto de que esta forma sea mejor que antes de la lesión.

LOS PROFESIONALES

MÉDICOS

Las lesiones suelen ser atendidas por médicos, quienes tienen experiencia en evaluar el daño. La mayoría de las lesiones comunes se benefician de un masaje a base de hidroterapia lo antes posible después del diagnóstico.

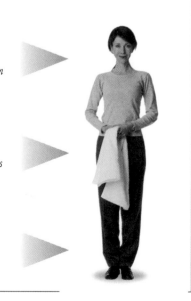

ENFERMERAS

Las enfermeras cada vez se ocupan más de tratar lesiones poco importantes y utilizan masajistas independientes en programas de rehabilitación.

FISIOTERAPEUTAS

La experiencia del fisioterapeuta es perfectamente compatible con un masaje terapéutico, puesto que ambos tipos de terapia comparten muchos objetivos comunes.

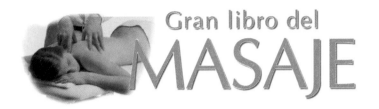

MASAJE PARA FRACTURAS

Una fractura de huesos es uno de los trastornos más graves del cuerpo. Los músculos, los nervios y otros órganos adyacentes quedan incapacitados, y puede producirse una pérdida importante de sangre. Puesto que los huesos forman la estructura del cuerpo, todo el esqueleto tiene que ajustarse para acomodar un hueso fracturado. Sin embargo, y a pesar de estas complicaciones, las fracturas de huesos raramente ponen en peligro la vida, a menos que se hayan producido en la columna vertebral o en el cráneo.

El tejido de un hueso fracturado sana bien, aunque no tan rápidamente como se cree. Las fracturas de las extremidades, a las que se les quita la escayola después de un período comprendido entre seis y diez semanas, no están curadas del todo; simplemente necesitan movimientos y presiones para continuar con el proceso curativo. Y el hueso roto es sólo una parte del problema.

Los huesos se rompen sólo cuando están sometidos a presiones excepcionales, momento en el cual otros tejidos más elásticos habrán sobrepasado ya sus límites. Los ligamentos, cuya función es evitarlo, se habrán estirado hasta el punto de torcerse. Los músculos habrán sido estirados y tensados gravemente. Mientras tanto, la piel y otros tejidos conjuntivos con nervios sensibles se habrán visto afectados. El tratamiento convencional tiende a ignorar estos daños de los tejidos de alrededor, lo que, a largo plazo, puede dejar vulnerable el lugar de la fractura.

En primer lugar, el yeso, si bien inmoviliza la lesión, no ofrece un tratamiento apropiado para los tejidos más blandos traumatizados. Todas las lesiones requieren un descanso inmediato, enfriamiento, compresión y elevación. Entre estos elementos los más importantes, el enfriamiento y la compresión, son negados a los tejidos encerrados en el yeso.

En segundo lugar, dependiendo del tipo de fractura, los tejidos blandos deberían recibir masaje regular después de un breve período de tiempo.

Por último, después de quitarse la escayola, el hueso no debería someterse a una gran tensión hasta que pueda tolerar una serie de presiones de masaje.

Estos problemas raramente se abordan y el efecto general del tratamiento convencional es un emplazamiento deformado, rígido y propenso a frecuentes hinchazones. Afortunadamente, la terapia de masaje, que incluye hidroterapia, puede ayudar en el proceso de reparación, incluso si se aplica muchos años después de haberse producido la lesión.

ATENCIÓN

Los masajes terapéuticos descritos en las páginas siguientes han sido ideados por un masajista profesional después de hacer una valoración de las lesiones del paciente. En principio, no existe ninguna razón por la cual un masaje aplicado por un aficionado no pueda ser igual de beneficioso, pero tenga cuidado: si algo va mal, y se produce una lesión mayor, el paciente podría demandarle por daños, lo que tal vez le resultase muy caro.

LAS FRACTURAS MÁS COMUNES

FRACTURA DE TALLO VERDE
Se trata de una fractura incompleta, como la de un tallo joven, que normalmente se produce en los niños o personas jóvenes.

SIMPLE
El hueso se parte parcial o totalmente pero permanece razonablemente alineado. Algunas veces no se diagnostica.

COMPLETA
No sólo el hueso se ha roto y desplazado, sino que perfora la piel. Esto aumenta enormemente la pérdida de sangre.

ARTICULACIONES DAÑADAS

Al observar la precisión y flexibilidad de un bailarín o de un gimnasta, resulta obvio que el cuerpo es capaz de ciertos movimientos gracias a las diversas formas en que está unido el esqueleto humano. Los músculos pueden mover los huesos, pero la precisión con la que desempeñamos multitud de tareas se logra por la intervención de las articulaciones. Si éstas se dañan se deteriora el movimiento, pero el masaje puede ayudar a restablecer su pleno funcionamiento.

Las articulaciones funcionan principalmente de tres maneras. Antes de que un bebé nazca, ciertas piezas del esqueleto, como el cráneo, no están del todo unidas. Esto permite que la estructura pierda su forma a su paso por el canal del nacimiento.

Tras el nacimiento, los huesos del cráneo se fusionan formando un todo relativamente sólido.

En otras zonas, como la pelvis y el tórax, los huesos nunca llegan a fusionarse sino que se unen de un modo flexible permitiendo el movimiento y manteniendo un firme apoyo para las estructuras. Pero como estas estructuras son relativamente rígidas, la mayoría de la gente no las considera articulaciones.

Cuando pensamos en las articulaciones, enseguida acuden a nuestra mente las de los brazos y las piernas. Las movemos conscientemente y este movimiento está muy claro. En estas articulaciones móviles los huesos se articulan con libertad dentro de una cápsula muy lubricada, adaptada para proporcionar un elevado grado de flexibilidad.

En general, las articulaciones son muy eficientes y pueden mantenerse en buen estado toda la vida. Sin embargo, sufren una alteración muy común denominada «artritis», que se considera a veces un estado de desgaste, aunque hay hipótesis que sugieren que la inflamación de las manos y de los pies está relacionada con factores psicológicos. El masaje es muy útil para quien sea consciente de este tipo de conflicto.

Aunque las articulaciones están protegidas de un movimiento excesivo por los ligamentos, pueden dislocarse si se usan de forma inapropiada. El ejemplo más común de ello es cuando se extiende el brazo como protección ante una caída y se transfiere el impacto al hombro. A veces esta conmoción es amortiguada por una fractura de la muñeca o del hueso del cuello pero, si no es así, la cabeza del hueso del brazo puede salirse de su sitio. Esto requiere una intervención inmediata, posiblemente quirúrgica, pero durante el período de recuperación el masaje puede ayudar a asegurar un retorno gradual y coordinado al funcionamiento pleno.

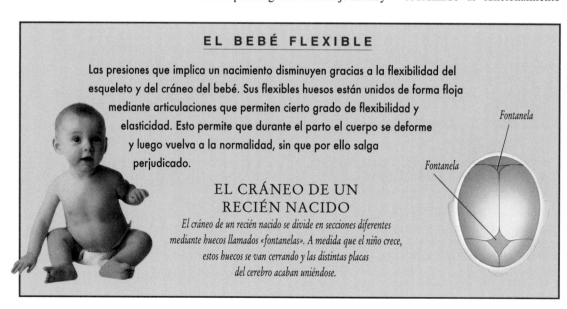

EL BEBÉ FLEXIBLE

Las presiones que implica un nacimiento disminuyen gracias a la flexibilidad del esqueleto y del cráneo del bebé. Sus flexibles huesos están unidos de forma floja mediante articulaciones que permiten cierto grado de flexibilidad y elasticidad. Esto permite que durante el parto el cuerpo se deforme y luego vuelva a la normalidad, sin que por ello salga perjudicado.

EL CRÁNEO DE UN RECIÉN NACIDO

El cráneo de un recién nacido se divide en secciones diferentes mediante huecos llamados «fontanelas». A medida que el niño crece, estos huecos se van cerrando y las distintas placas del cerebro acaban uniéndose.

Fontanela

Fontanela

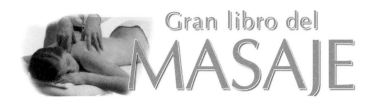

Gran libro del MASAJE

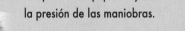

MASAJE DE MANOS PARA ARTRITIS

El calor que genera una articulación inflamada no responde favorablemente a un masaje directo. Sin embargo, las zonas de alrededor agradecen las maniobras de drenaje, ya que la artritis favorece el enfriamiento de la articulación y dificulta el movimiento. Resulta tentador pensar que el masaje podría liberar una articulación artrítica, pero en la práctica esto no sucede. La tensión de la articulación está controlada por los músculos que pasan sobre ella, por lo que es mejor dirigir el masaje a las partes no inflamadas de los músculos. Puede parecer que la presión externa ayuda inicialmente, pero la articulación reaccionará con un aumento de inflamación poco después. Si el paciente desea mover la articulación después del masaje de drenaje, anímele. Puede utilizar un poco de aceite neutro para masaje para ayudar a desviar la presión de las maniobras.

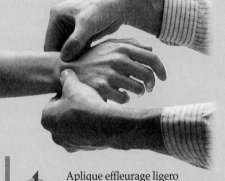

1 Aplique effleurage ligero en la mano y el antebrazo. Si la articulación de la muñeca no está afectada, aplique petrissage alrededor y hacia arriba en dirección al antebrazo, con las yemas de los dedos y los pulgares. Apriete la muñeca entre los dedos y articule los huesos suavemente. Efectúe effleurage en dirección al antebrazo. Si la muñeca está inflamada, aplique sólo effleurage.

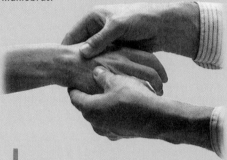

2 Aplique effleurage en el dorso de la mano, efectuando maniobras de abanico con los pulgares desde los nudillos hasta la muñeca como si fuese a extender la mano. Luego dé la vuelta a la mano y, con la base o pulpejo de su mano, aplique effleurage en la palma del paciente.

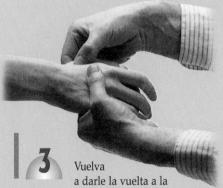

3 Vuelva a darle la vuelta a la mano. Con el borde de su pulgar, aplique petrissage en el espacio comprendido entre el pulgar y el dedo índice del paciente, hasta la muñeca y vuelta atrás, tres veces. Repita estos movimientos en los espacios comprendidos entre los otros huesos y las manos.

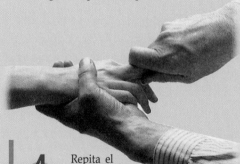

4 Repita el effleurage de abanico. Sujete la mano y, suavemente, retuerza los dedos, desde los nudillos hasta la punta. Aplique petrissage en los dedos no afectados apretando por sus lados y pellizcando las puntas. Termine con effleurage desde la punta de los dedos hasta el antebrazo, con las manos levantadas, 6 veces.

SALUD

LA COLUMNA VERTEBRAL

N o es extraño que mucha gente acuda al masajista para tratar afecciones de columna, pues la mayoría de los mayores de 45 años tiene en algún momento problemas relacionados con la parte inferior de la espalda o con el cuello. Sin embargo, esto no quiere decir que los trastornos de la columna no puedan evitarse, o que la columna vertebral sea débil por naturaleza.

Teniendo en cuenta que hemos adaptado nuestra postura al mundo moderno, habría ´que decir que los problemas de espalda se deben al mal trato al que la sometemos. Desde este punto de vista, la tensión en la postura que sufre, por ejemplo, un agricultor de África, que no disfruta de los adelantos técnicos, es comparable con la que experimenta un occidental típico.

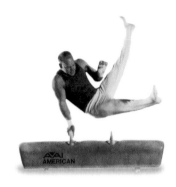

En un estudio, unos investigadores hallaron tensión muscular en turistas europeos que llevaban mochilas en la espalda, y compararon los resultados con otros obtenidos a partir de mujeres kenianas que habitualmente transportaban pesadas vasijas de agua sobre la cabeza. Descubrieron que, mientras que los músculos de los turistas se tensaban cada vez más y perdían eficacia al aumentar la carga, estas mujeres podían soportar hasta un 20 % del peso de su cuerpo antes de que aumentase la tensión muscular. Está claro que llevar una mochila es un modo menos eficaz de llevar cargas pesadas y esto se evidencia en forma de dolor de espalda.

Una excesiva tensión muscular que produce dolor de espalda puede tener causas psicológicas. En un caso práctico que sucedió recientemente, un problema de espalda que remitía muy despacio desapareció de la noche a la mañana para ser sustituido por una laringitis –esto sucedió la mañana en que el paciente se iba a casar.

Con el masaje sucede con frecuencia que un tratamiento que reduce la inflamación cerca de la columna es muy útil, incluso cuando la condición se describe en términos de «desplazamiento de hueso» o «pinzamiento nervioso». La contrairritación que ofrece el masaje es también positiva cuando existe una inestabilidad postural, como la que se produce en la etapa de la menstruación. Una pelvis inestable aumenta la presión cerca de los nervios de la columna; ésta se remite a los vasos abdominales y se produce más dolor. El masaje explica el dicho popular de no lavarse el pelo durante el período ya que la mujer es más vulnerable al dolor de la región lumbar que se produce cuando se inclina hacia delante.

TRATAMIENTO

Un tratamiento corrector para la zona de la columna requiere una combinación de masaje, movilización y tracción. Un masaje calmante y estimulante alivia el dolor reduciendo la presión y aumentando

la flexibilidad de los músculos de la columna. En ciertas ocasiones, si los discos situados entre los huesos de la columna han experimentado cambios degenerativos graves, puede pedirse consejo a un profesional. Si éste desaconseja el masaje, debe respetarse. También puede suceder que la reticencia de una persona a ser tocada sea una intuición de que el cuerpo está demasiado ocupado curándose a sí mismo como para ser molestado.

La movilización pasiva de la columna mediante estiramientos suaves tiene como objeto aliviar la tensión alrededor de las articulaciones, que pueden «ceder» ligeramente. Puede que se oiga un «clic» al estirar, lo que suele coincidir con una sensación de alivio. Aunque algunas ve-

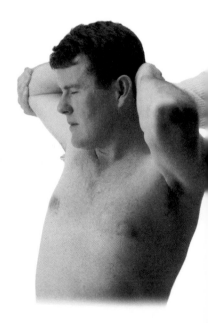

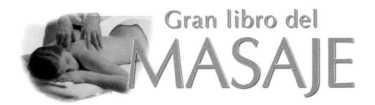
ces este sonido es bastante fuerte, no es señal de un estiramiento excesivo.

La tracción se aplica a veces como tratamiento médico bajo anestesia general. Aunque la anestesia es innegablemente un medio de relajación, no es un método lógico en el caso de problemas de columna, puesto que los músculos esqueléticos, al ser voluntarios, pronto recuperan su antigua tensión cuando vuelve la consciencia. Por el contrario, las trac-

ciones del masaje se basan en la respuesta cooperativa del paciente y ayudan a realinear la postura de la columna después de haberse aliviado el malestar agudo. Si no se dispone de un equipo muy sofisticado para detectar cambios circulatorios y neurológicos muy pequeños que se producen en el cuerpo, nunca puede uno estar seguro de que las correcciones aplicadas hayan logrado su objetivo. Los pacientes generalmente aprecian la ayuda,

pero tal vez sigan quejándose posteriormente de dolor o rigidez. Algunas veces, a pesar de sus comentarios, es fácil ver que se ha producido una mejoría sólo por la forma en que se visten o describen el dolor. Otras veces puede detectarse alguna señal de cambio por la expresión en la cara del paciente. Existe algo en el dolor de espalda y de cuello que se expresa en el rostro; si su paciente parece aliviado, sonríe más o conversa más.

PROBLEMAS MÁS COMUNES DE LA COLUMNA VERTEBRAL

NERVIO ATRAPADO

Los nervios no pueden quedar «atrapados», pero sí pinzados por vértebras desplazadas que se salen de la columna. Esto por lo general se produce en el cuello, lo que ocasiona una sensación de hormigueo o entumecimiento en el brazo o yemas de los dedos.

LORDOSIS

La curvatura de la columna lumbar hacia dentro se acentúa debido a los tacones elevados, en el embarazo, etc. La presión que producen estos factores, si no se alivia, acabará provocando otros problemas de columna.

CIFOSIS

La columna dorsal que soporta el peso de la caja torácica puede curvarse mucho hacia fuera, lo que distorsiona los hombros y oprime el pecho. Esto dificulta la respiración y ejerce presión en los órganos abdominales.

ESCOLIOSIS

Un desarrollo muscular desigual de los hombros o la pelvis puede causar desviaciones laterales en la columna, creando una curva en forma de S. La cabeza puede ladearse en compensación, para alinear los ojos con el horizonte.

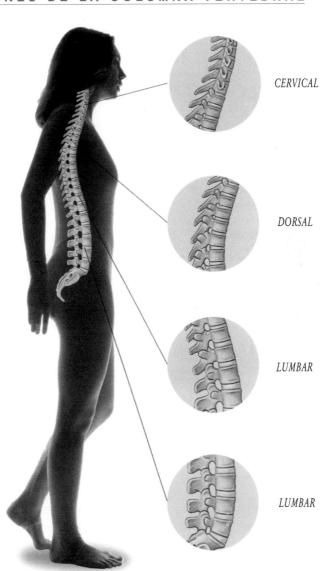

CERVICAL

DORSAL

LUMBAR

LUMBAR

SALUD

Problemas de la columna

La mayoría de los problemas de espalda están causados por distorsiones de la curvatura natural de la columna vertebral. Éstas pueden tener su origen en ocupaciones que requieren acciones repetidas que afectan a unos músculos determinados, en traumas derivados de lesiones o en causas congénitas combinadas con ciertas tensiones. Uno o varios de estos factores pueden llevar a compensaciones en nuestra postura, que producen inflamación y dolor.

Los problemas de la columna vertebral suelen responder bien a una combinación de masaje y movilización. Las maniobras del masaje aumentan la circulación y alivian la rigidez en la zona de la columna, mientras que los movimientos suaves y rítmicos de la movilización favorecen la flexibilidad y la fuerza.

El problema más común en la columna es la lordosis o curvatura excesiva hacia dentro de la columna lumbar. Esta zona sufre los abusos de la postura en la vida cotidiana, ya que con frecuencia la for-

zamos poniéndola rígida o aplastándola. Los problemas suelen aparecer cuando una persona pasa demasiado tiempo sentada. Las vértebras lumbares no se apoyan en ninguna estructura cercana, por tanto, dependen sobre todo de los músculos antagonistas del abdomen y la cintura. Por ello, el tratamiento más apropiado consiste en aflojar y eliminar la tensión «retorciendo» el cuerpo tal y como mostramos a continuación, y en realizar ejercicios de rehabilitación, como las posturas invertidas, que evitan la ten-

sión en las lumbares y mejoran el tono de músculos de la cintura. Estos movimientos se muestran en las páginas 176-177.

La «cifosis» suele a afectar a la forma de la columna con la edad, y se asocia con la imagen de un cuerpo cansado y anciano. Sin embargo, se debe también a malas posturas en el trabajo, que afectan cada vez más a las personas que trabajan sentadas en una oficina. Las vértebras dorsales o torácicas pierden su capacidad de moverse, y esto tiende a

MASAJE PARA LA LORDOSIS

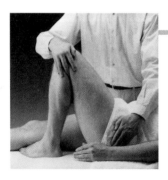

1 Flexione la rodilla, de modo que el dedo gordo del pie quede bajo la rodilla contraria. Coloque el dedo corazón de su mano debajo de la rodilla.

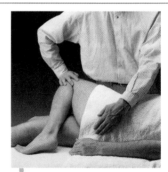

2 Gire el fémur del paciente, mientras la otra mano ayuda a girar la pelvis levantándola de la camilla.

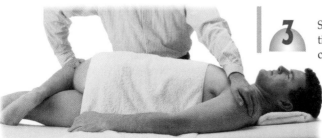

3 Sujete el hombro más alejado de usted, permitiendo sólo una ligera elevación. Vuelva a colocar el cuerpo en el centro y repita estos movimientos con la otra pierna; luego movilice por segunda vez el lado que esté más tenso.

tensar la columna por abajo y por arriba, especialmente en la base del cuello.

Después del tratamiento para liberar la tensión, la columna dorsal debe someterse a una tracción suave, bien sea colgándose de una barra elevada y que los brazos se hagan cargo del peso del cuerpo, o bien mediante inversión. Ésta puede realizarse tumbándose, inclinando la cabeza hacia abajo y elevando los brazos por encima de la cabeza. La técnica de la terapia de inversión es también ideal para la cifosis.

La distorsión lateral o «escoliosis» es más frecuente de lo que podría pensarse. Dado que pocas personas son ambidiestras por naturaleza, existe cierto grado de escoliosis en la columna de todo el mundo. Esta tendencia a utilizar más uno de los lados se produce incluso en las piernas y, por eso, por ejemplo, solemos utilizar la pierna más fuerte para empezar a subir un tramo de escaleras. A veces, da comienzo en la infancia una manifestación psicológica de la escoliosis. Ciertas tensiones que representan conflictos familiares pueden distorsionar la musculatura en

desarrollo, y esto afecta a la postura del niño. Por este motivo, todos los tratamientos de escoliosis deben incluir un repaso a la historia de la familia.

Las siguientes secuencias suponen un masaje preparatorio. Allí donde los músculos se muestran demasiado sensibles a las presiones del amasamiento, es más apropiado realizar maniobras de fricción en forma perpendicular a las fibras musculares cercanas a las zonas de dolor. Si el cuerpo emite un chasquido durante una movilización, es señal de que ésta ha logrado su objetivo.

MASAJE PARA LA CIFOSIS

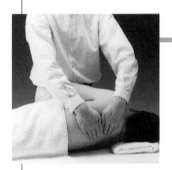

1 Sitúese cerca de la camilla e inclínese para colocar las manos debajo de los hombros del paciente, con las yemas de los dedos en dirección a la columna. Doblando sus propias rodillas rítmicamente, gire la parte superior del cuerpo del paciente, elevándolo de la camilla.

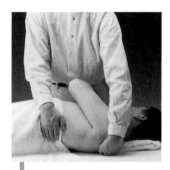

2 Continúe girando al paciente y poco a poco desplace una mano hacia abajo, girando alternativamente el cuerpo con la mano que tiene arriba y con la que tiene abajo. Cuando llegue a la pelvis, coloque la mano con cuidado en su borde externo.

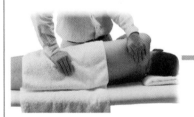

3 Efectúe un último giro de la parte superior del cuerpo, mientras el paciente espira, al tiempo que sujeta la pelvis y lentamente eleva el hombro lo más posible. Repita estos movimientos en el otro lado, y luego en el lado que muestre más resistencia.

MASAJE PARA LA ESCOLIOSIS

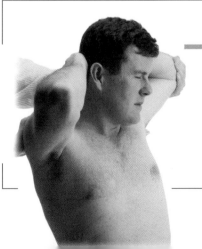

1 Pida al paciente que se siente con las manos entrelazadas por detrás de la cabeza. Coloque su mano derecha en el codo derecho del paciente y la palma sobre el omóplato izquierdo. Mientras el paciente espira, gírelo a la derecha, tirando suavemente de su codo y sujetando con el omóplato. Manténgalo así dentro de un límite confortable. Cuando vuelva a espirar, estire más y manténgalo tres segundos. Vuelva al cuerpo a la posición central y repita hacia el otro lado. Movilice el lado más tenso otra vez.

SALUD

LESIONES DE MÚSCULOS Y TENDONES

Posiblemente sean los músculos los que más se asocian a la terapia del masaje. Esto puede deberse a que el masaje ha sido utilizado tradicionalmente por personas que se mueven mucho: atletas, acróbatas, bailarines y luchadores. Los músculos son tejidos extremadamente elásticos y fibrosos. Los músculos esqueléticos presentan rayas, mientras que los de los órganos internos poseen fibras cuya apariencia es relativamente lisa. Su propósito es tirar de nosotros de formas distintas: los primeros funcionan de repente, mientras que los segundos operan de forma más restringida pero igualmente resuelta.

Los músculos esqueléticos y los músculos lisos son también distintos desde el punto de vista neurológico. Los músculos que mueven los huesos reciben sus impulsos nerviosos desde el cerebro, por lo que sus acciones son básicamente voluntarias. Los músculos de los órganos, en cambio, se mueven por señales que no podemos controlar conscientemente, por lo que sus acciones son involuntarias.

Quizá esto sea bueno, puesto que nos permite centrar nuestra atención en el mundo exterior sin descuidar nuestros órganos internos.

Comer en compañía es un buen ejemplo de cómo funcionan estos dos tipos de músculos y de cómo se comunican cuando es necesario. Siempre y cuando dejemos nuestra comida lista para tragar masticándola adecuadamente, podemos mantener una intensa conversación sin que el destino de nuestra comida nos distraiga. Si el trabajo de la boca es incompleto, la comida es regurgitada por el músculo liso que recubre el esófago, con el fin de recibir una mayor atención consciente. Por lo general, los músculos involuntarios tienen un mayor poder para pasar por alto a los músculos voluntarios que viceversa.

LESIÓN Y TRASTORNO

Los músculos se renuevan y reponen diariamente, y crecen en función de la demanda. Cuando estamos despiertos, los músculos compiten por la sangre y concentran la circulación en aquellas zonas que realizan un mayor esfuerzo. Si los músculos de los órganos compiten por la sangre de este modo, siempre atraen la mayor cantidad de suministro. Si en esos momentos se pide a los músculos voluntarios que realicen una acción sin un adecuado suministro de sangre, corren el riesgo de sufrir una distensión o lesión. Los trastornos musculares son muy comunes y la constitución de los músculos hace que cualquier lesión produzca debilidad y dolor. Si no se aplica un trata-

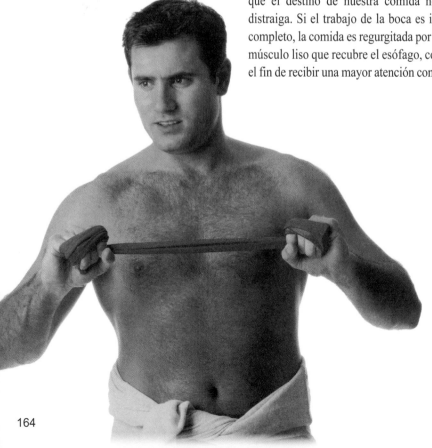

TONO MUSCULAR

La normal utilización de nuestros músculos los mantiene razonablemente tensos, algo que se conoce como «tono muscular», pero un mal uso puede ser muy perjudicial. Muchos deportistas descubren que los efectos relajantes del masaje les ayudan a mantenerse en buena forma.

miento adecuado, los músculos esqueléticos pueden sufrir una disfunción crónica, lo que producirá una mayor distensión e inmovilidad. Los músculos de los órganos se lesionan básicamente por trastornos nerviosos, lo que produce una falta de flexibilidad en los sistemas principales del cuerpo. Por ejemplo, es el caso de las complicaciones cardiovasculares.

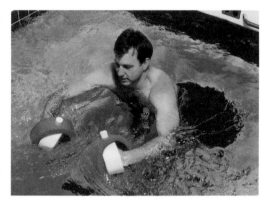

HIDROTERAPIA

Los movimientos que se realizan bajo el agua son más eficaces que otras formas de ejercicio, porque el cuerpo siempre recibe apoyo. Además, los músculos se reciclan realizando una estimulante «acción inversa».

CÓMO PUEDE AYUDAR EL MASAJE

El masaje puede trabajar directamente con los músculos porque las manos del masajista se mueven también mediante músculos. Sin embargo, antes de empezar la manipulación, el tratamiento siempre va precedido de hidroterapia de refresco para contener la hinchazón y la inflamación, y para calmar el dolor. Quienes padecen una afección crónica responden bien a la hidroterapia de contraste con agua fría y caliente, la cual hace retroceder la lesión y revela otros problemas.

TRATAMIENTO

El tratamiento siempre comienza con una valoración de la movilidad, puesto que todas las lesiones implican una cierta compensación en las estructuras cercanas. Esto puede incluir un masaje corporal a todo el cuerpo, lejos de la lesión o en el segmento de la columna más cercano, que revela la verdadera magnitud de la lesión. Una presión directa sobre la lesión sólo debe aplicarse utilizando hidroterapia de contraste.

Cuando el movimiento pasivo no provoca dolor, puede añadirse al tratamiento una movilización después del masaje. La naturaleza pasiva, activa y resistente de estos movimientos reeduca la zona lesionada estirando los músculos, fortaleciéndolos y alentando la coordinación.

El tiempo necesario para recuperarse de una lesión depende tanto del estado de la persona lesionada como del daño producido. Siempre que el paciente descanse y mantenga una actitud tranquila y positiva, con la ayuda de una terapia apropiada, el cuerpo puede utilizar su enorme capacidad de autorregeneración.

LESIONES DEPORTIVAS

Aunque es imposible evitar por completo las lesiones en los deportes, las más problemáticas no se producen de forma inesperada, sino por un uso excesivo. Esto puede ocurrir, por ejemplo, cuando se trata de seguir practicando el deporte al producirse una lesión, o volviendo a la acción antes de que ésta se haya curado adecuadamente. Un masaje regular ayudará a mantener cierto grado de buena forma mientras sanan las estructuras lesionadas.

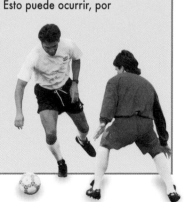

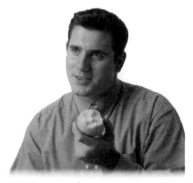

MÚSCULOS INVOLUNTARIOS

La musculatura interna, como por ejemplo el aparato digestivo, no está sometida a un control consciente. Puede sufrir un espasmo, pero éste por lo general se produce por una tensión nerviosa más que por un uso excesivo, y se resuelve con un descanso psicológico.

El AUTOMASAJE

SÉPTIMA PARTE

EL MASAJE
COMO AUTOTRATAMIENTO

Aunque el masaje suele ser más beneficioso cuando lo aplica otra persona, también puede emplearse como una forma de autotratamiento. Los masajistas muchas veces enseñan movimientos a los pacientes para que se los apliquen ellos mismos en casa. También puede haber casos que requieran tratamiento urgentemente y tales emergencias casi siempre se producen cuando nuestros amigos o terapeutas no están cerca. Cuando la necesidad es evitar que el problema empeore o aliviar un dolor agudo, los autotratamientos pueden ser muy útiles. Aparte de sus beneficios físicos, sentir que uno responde físicamente a un problema puede tranquilizarnos mientras esperamos la atención de un terapeuta experto.

El automasaje tiene diferentes aplicaciones. Los estados crónicos y los problemas asociados con el desgaste suelen responder bien al automasaje. Es muy tranquilizador saber que disponemos de técnicas que pueden aliviar el dolor, reconfortarnos y ayudarnos psicológicamente. Los problemas respiratorios y el agotamiento son dos de los casos en los que se sabe que el masaje es muy beneficioso.

El automasaje también puede disminuir el estrés en el lugar de trabajo. En algunos lugares de China, por ejemplo, forma parte de la rutina diaria de muchos trabajadores. En su profesión, quienes más utilizan el automasajes son, claro está, los terapeutas del masaje, que disfrutan de sus beneficios mediante las maniobras y movimientos rítmicos que aplican a sus propios pacientes.

UNA OPCIÓN MÁS SUAVE

Aunque el autotratamiento es básicamente una terapia de mantenimiento, también puede prevenir problemas. Al incluir el automasaje como parte de un programa de puesta a punto es posible evitar que se creen las condiciones que pueden preceder a una emergencia. Aprender automasaje es un paso importante para poder luego aceptar que el tratamiento lo aplique otra persona. Si el masaje aplicado por otra persona causa algún tipo de rechazo o intimida a quienes temen dañarse, un automasaje de tanteo puede favorecer la aceptación de experiencias sensoriales positivas.

Esto suele suceder sobre todo en el caso del masaje abdominal. Es comprensible que deseemos proteger nuestro abdomen, una parte tan importante, puesto que es una zona del cuerpo relativamente desprotegida. Es muy posible que, debido a la posición ideal de nuestras manos en relación al abdomen y a la sensibilidad de sus músculos, el automasaje de abdomen sea inicialmente más eficaz que el masaje aplicado por otra persona. La apreciación de sus beneficios quizá permita recibir posteriormente un tratamiento más profundo aplicado por un masajista con experiencia.

AUTOMASAJE EN LA PRÁCTICA

Si se cuenta con una intimidad razonable, el autotratamiento puede aplicarse cuando y donde se pueda. Algunos movimientos sencillos pueden realizarse en cualquier sitio, como apretar los puños mientras caminamos o retorcer los dedos de los pies dentro de los zapatos. También es posible aplicarnos una terapia de ayuda a nosotros mismos en momentos poco habituales o en los que no hay gente, como por ejemplo a media noche. El masaje de cuello, por ejemplo, puede ayudar a volverse a dormir. El autotratamiento rara vez está contraindicado, incluso en los casos en que el masaje aplicado por otra persona no sea aconsejable. Esto se debe a que uno tiene un control total del nivel de presión: un elemento muy importante para que el masaje sea apropiado. También hay menos riesgo de que el tratamiento pueda irritar estados subyacentes, porque la reacción es inmediata y los movimientos pueden ajustarse adecuadamente. El automasaje puede incluso ayudar a recuperar el autocontrol tras una incapacidad causada por una enfermedad o lesión.

El tratamiento de masaje aplicado por otro es más eficaz, claro está, cuando el autocontrol debe rendirse a las manos del masajista. Por tanto, el automasaje puede considerarse sólo como una terapia emocional. Esto no quiere decir que no sea calmante o relajante, sino que no proporciona el alejamiento necesario y la perspectiva que aporta la experiencia de ser masajeado.

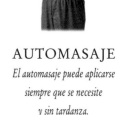

AUTOMASAJE
El automasaje puede aplicarse siempre que se necesite y sin tardanza.

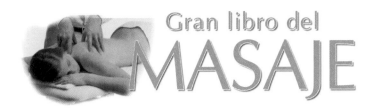

RELAJACIÓN DE LA COLUMNA VERTEBRAL

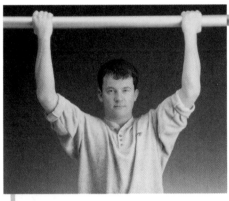

1 Busque una puerta cuyo marco sea lo bastante saliente como para poder agarrarse de él cómodamente. En las tiendas de deportes venden unas barras telescópicas que se pueden ajustar al hueco de una puerta.

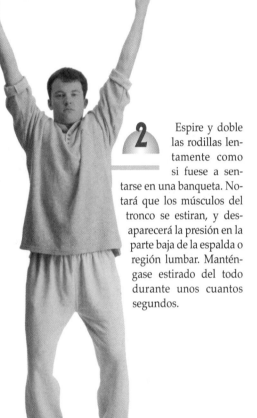

2 Espire y doble las rodillas lentamente como si fuese a sentarse en una banqueta. Notará que los músculos del tronco se estiran, y desaparecerá la presión en la parte baja de la espalda o región lumbar. Manténgase estirado del todo durante unos cuantos segundos.

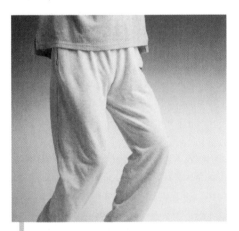

3 Introduzca el abdomen con fuerza y levántese lentamente, apoyando el peso de nuevo en los pies. Repita estos movimientos tantas veces como sea necesario. Puede aumentarse el estiramiento girando la mitad inferior del cuerpo con un ritmo suave, mientras los pies se mantienen de puntillas.

4 Si nota más tensión en un lado del cuerpo, eleve las rodillas alternativamente tanto como pueda, el doble en el lado más fácil.

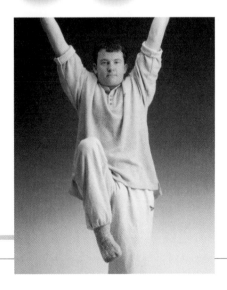

AUTOMASAJE: LA ESPALDA

Los problemas de espalda son tan comunes que la mayoría de la gente ha sufrido alguna vez un «tirón». Por lo general, durante una fracción de segundo, uno se da cuenta de que algo no va bien en la espalda y, a continuación, todos los músculos de esa zona se agarrotan. Aunque se trata de una reacción de defensa para proteger a la columna, la enorme tensión muscular que se produce puede ocasionar una leve conmoción. Los siguientes movimientos están recomendados para casos de espasmo en los músculos de la región lumbar. Si usted tiene un problema de espalda recurrente, le conviene ensayarlos ahora.

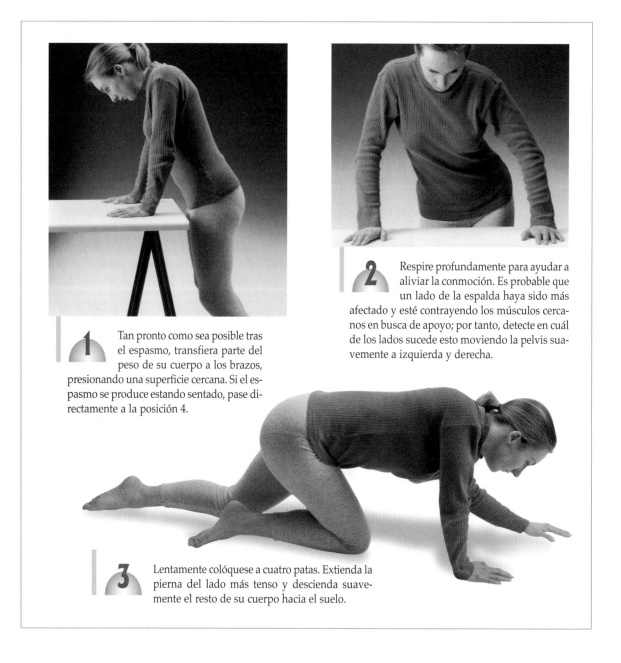

1 Tan pronto como sea posible tras el espasmo, transfiera parte del peso de su cuerpo a los brazos, presionando una superficie cercana. Si el espasmo se produce estando sentado, pase directamente a la posición 4.

2 Respire profundamente para ayudar a aliviar la conmoción. Es probable que un lado de la espalda haya sido más afectado y esté contrayendo los músculos cercanos en busca de apoyo; por tanto, detecte en cuál de los lados sucede esto moviendo la pelvis suavemente a izquierda y derecha.

3 Lentamente colóquese a cuatro patas. Extienda la pierna del lado más tenso y descienda suavemente el resto de su cuerpo hacia el suelo.

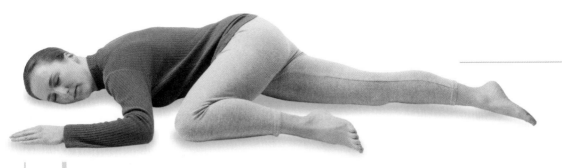

 4 Dirija la rodilla opuesta hacia su pecho. Coloque el brazo a un lado del cuerpo y gire la cabeza hacia ese mismo lado.

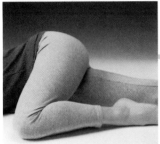

5 Descanse, y ayude a aliviar más aún los músculos de la espalda contrayendo el abdomen e imaginando que el cuerpo está sintiendo la fuerza de la gravedad.

6 Cuando se sienta más tranquilo, vuelva a ponerse a cuatro patas y descanse de nuevo. Lentamente, enderécese apoyándose en un mueble. Si se produce otro espasmo, póngase otra vez a cuatro patas unos minutos más.

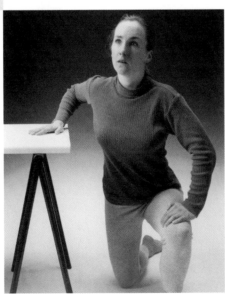

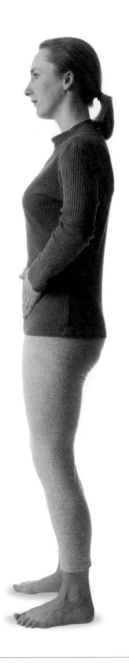

7 Levántese, apoyándose primero en una pierna y luego en otra, y manténgase erecto con las rodillas algo dobladas. Mantenga muy tensos los músculos del abdomen. No se desmoralice si le duele un poco.

AUTOMASAJE: EL CUELLO

E l cuello es una zona muy vulnerable. Los tacones de los zapatos hacen que la cabeza se incline hacia atrás y el cuello se acorte; la mayoría oímos mejor con uno de los dos oídos y torcemos el cuello para oír mejor; los movimientos violentos pueden desgarrar los delicados nervios y vasos sanguíneos del cuello. Alrededor de los huesos se crean tensiones compensatorias, que a menudo producen crujidos durante los ejercicios de cuello. El automasaje que presentamos ayuda a relajar el cuello. También puede probarse en el caso de congestión nasal, añadiendo un paño caliente sobre las mejillas y otro frío alrededor de los pies.

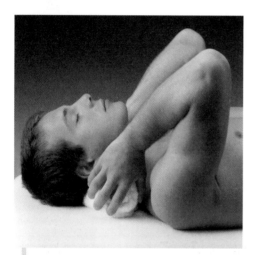

1 Enrolle una toalla pequeña hasta lograr un diámetro de unos 8 cm. Túmbese y coloque la toalla directamente debajo del cuello, en la curvatura normal del mismo. Relaje la mandíbula.

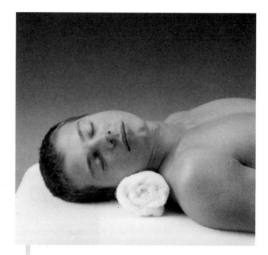

3 Manteniendo la cabeza en contacto con el suelo, gire la cabeza a izquierda y derecha contra la toalla unas cuantas veces; luego déjela descansar en el lado derecho. Respire profundamente durante unos cuantos segundos.

2 Flexione las piernas acercando los pies a las caderas. Sin moverse deliberadamente, la cabeza se habrá desplazado ligeramente hacia atrás.

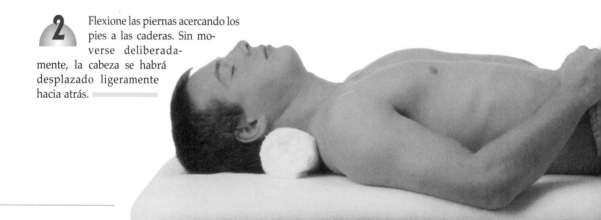

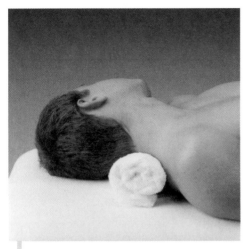

4 Gire de nuevo la cabeza otras dos o tres veces y déjela descansar en el lado izquierdo, respirando como antes. Si nota más tenso uno de los dos lados del cuello, gire la cabeza hacia el lugar rígido durante unos cuantos segundos, luego lentamente gírela lo más posible en dirección contraria.

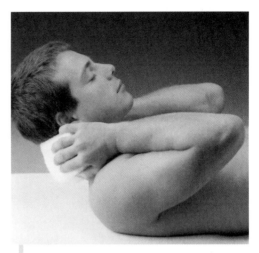

5 Vuelva al centro y coja la toalla por los extremos. Tras una inspiración profunda, espire mientras al mismo tiempo levanta cómodamente la cabeza apoyada en la toalla, dirigiendo la barbilla hacia el pecho. Repita el movimiento.

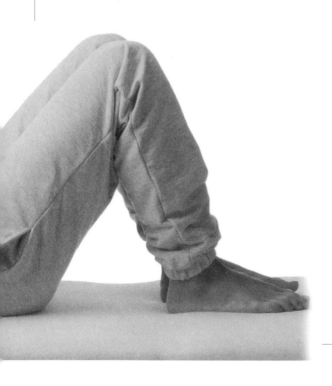

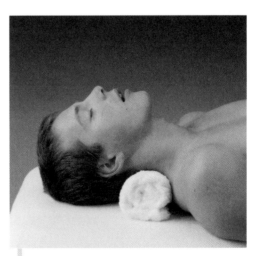

6 Descienda la cabeza lentamente y vuelva a colocar los brazos a los lados del cuerpo. Relájese por completo con la boca ligeramente abierta. Para recuperarse sin tensión, gire todo su cuerpo a un lado e incorpórese.

AUTOMASAJE: EL ABDOMEN

L a causa más habitual de dolor abdominal es la indigestión. Un consumo excesivo de cualquier alimento tiende a sobrecargar al sistema, y cuando alguien está agotado o nervioso, apenas digiere los alimentos. El dolor que acompaña a los síntomas se produce por los lentos pero constantes retortijones de los músculos de la digestión, que en circunstancias normales aprietan suavemente los alimentos a través del sistema. Dado que este proceso es en sí mismo un sistema de masaje para los alimentos, el automasaje es un tratamiento muy apropiado.

 1 Túmbese con una almohada bajo las rodillas. Respire profundamente varias veces. Palpe su abdomen suavemente con los dedos. Si nota una zona tensa o dolorosa, comience un effleurage reforzado, suave y continuo, en el sentido contrario al de las agujas del reloj, más suave en la parte molesta. ▬

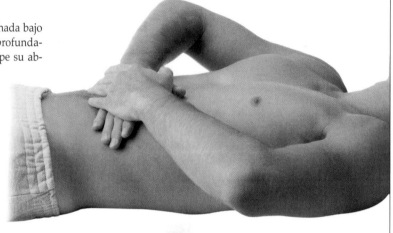

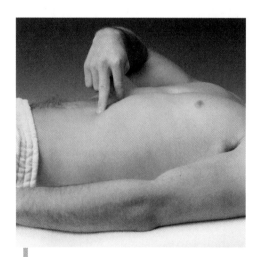

2 Si le sienta bien, utilice los nudillos o las yemas de los dedos y dé pequeños saltos sobre la parte dolorosa, presionando lo suficiente como para estirar la piel. Tal vez detecte movimiento dentro del abdomen. Alterne esta presión con effleurage.

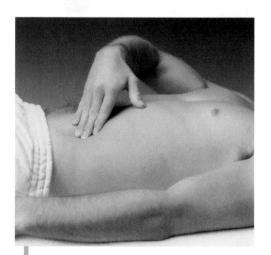

3 Allí donde antes había tensión concentrada en el abdomen, la zona se habrá quedado floja. Efectúe un effleurage más rápido hacia arriba, con una o ambas manos, para tonificar la zona.

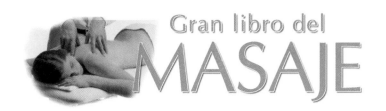
AUTOMASAJE: EL ESTREÑIMIENTO

El masaje corporal interno gracias al cual se mueven los alimentos a través del aparato digestivo se denomina peristalsis. La acción de la peristalsis es continua hasta el final del proceso digestivo en el intestino grueso o colon, pero la acción del gran simpático puede interrumpir la actividad del colon y causar estreñimiento. El automasaje puede aliviar este problema convirtiendo la actividad nerviosa simpática en parasimpática. La posición adoptada por este masaje se utiliza en muchos países.

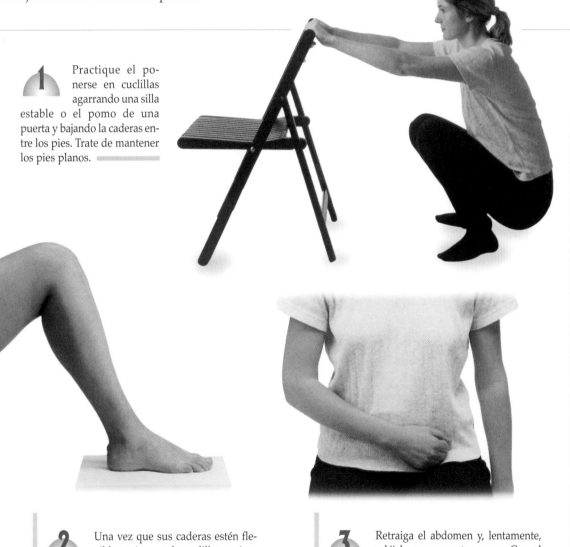

1 Practique el ponerse en cuclillas agarrando una silla estable o el pomo de una puerta y bajando la caderas entre los pies. Trate de mantener los pies planos.

2 Una vez que sus caderas estén flexibles, póngase de cuclillas encima del inodoro de la misma manera. Si no puede hacerlo sin miedo a caerse, siéntese y eleve los pies sobre una caja de modo que sus rodillas estén más altas que las caderas.

3 Retraiga el abdomen y, lentamente, relájelo unas cuantas veces. Con el puño cerrado presione ligeramente, pero en profundidad, alrededor del borde del abdomen, sobre todo en el lado izquierdo. Relájese, respire hondo y no se sienta abatido.

SALUD

AUTOMASAJE: LA CIRCULACIÓN

El sistema cardiovascular, que hace circular la sangre por el cuerpo, se basa en un cierto grado de actividad muscular para funcionar con eficacia. Las personas mayores suelen moverse menos, y esta tendencia a la inmovilidad inevitablemente empobrece la circulación. El masaje puede ser una valiosa terapia correctora para este problema, y el automasaje es muy recomendable y fácil de efectuar. La técnicas siguientes tratan el tórax por acción refleja desde la parte superior de los brazos.

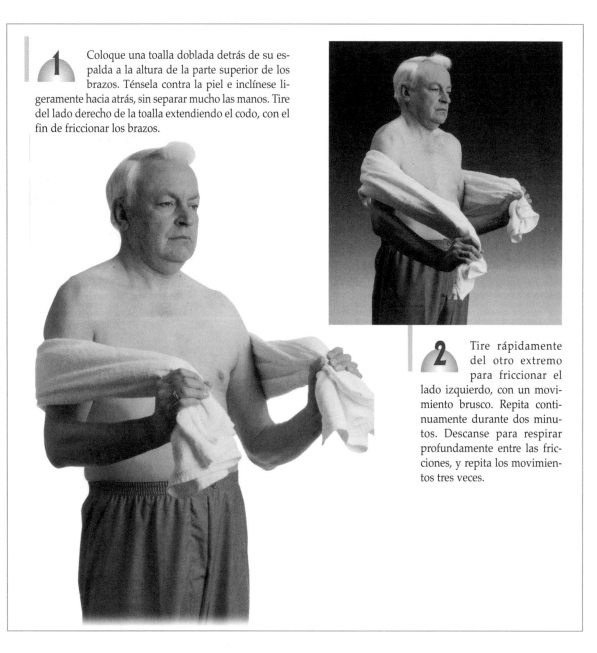

1 Coloque una toalla doblada detrás de su espalda a la altura de la parte superior de los brazos. Ténsela contra la piel e inclínese ligeramente hacia atrás, sin separar mucho las manos. Tire del lado derecho de la toalla extendiendo el codo, con el fin de friccionar los brazos.

2 Tire rápidamente del otro extremo para friccionar el lado izquierdo, con un movimiento brusco. Repita continuamente durante dos minutos. Descanse para respirar profundamente entre las fricciones, y repita los movimientos tres veces.

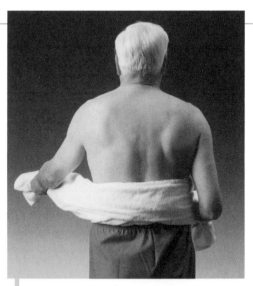

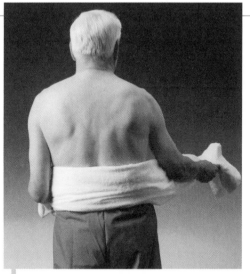

3 Coloque la toalla alrededor de su espalda y manténgala tensa, un poco más arriba de la cintura. Inclínese hacia atrás ligeramente y tire fuertemente hacia la izquierda, con el fin de friccionar la espalda.

4 Tire con la misma fuerza del otro lado. Repita estos movimientos rítmicamente hasta que note la espalda muy caliente. Puede conseguir un movimiento más completo elevando los codos, pero centrando la atención en la zona de los riñones.

5 Doble la toalla y colóquela alrededor de su cuello como si fuese un pañuelo. Incline la cabeza hacia atrás y sienta el apoyo de la toalla. Tire de ella hacia la derecha con una presión uniforme sobre el cuello para crear una suave fricción.

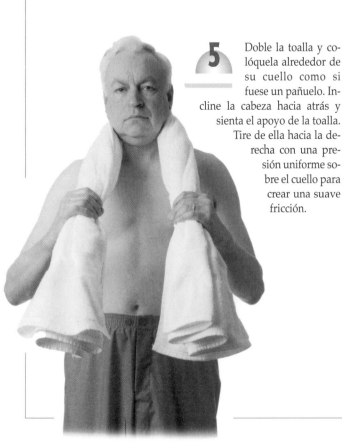

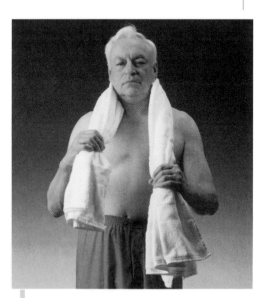

6 Tire de la toalla hacia la izquierda con la misma presión. Continúe a una velocidad moderada un minuto; luego descanse, respire hondo y repita la operación. Una vez se empieza, es fácil mantener un ritmo regular, pero evite friccionar fuertemente.

AUTOMASAJE: DOLORES MENSTRUALES

E l malestar que se produce durante la menstruación y en el postparto puede aliviarse invirtiendo la pelvis. Esto reduce la presión de los vasos sanguíneos y efectúa una agradable tracción a la región lumbar. Este automasaje puede aplicarse para aliviar las molestias siempre que sea necesario, pero puede ser beneficioso a largo plazo si se practica durante todo el ciclo. Inmediatamente después del parto, comience el tratamiento elevando las piernas en la cama unos 10 cm y vaya aumentado poco a poco hasta realizar la secuencia completa.

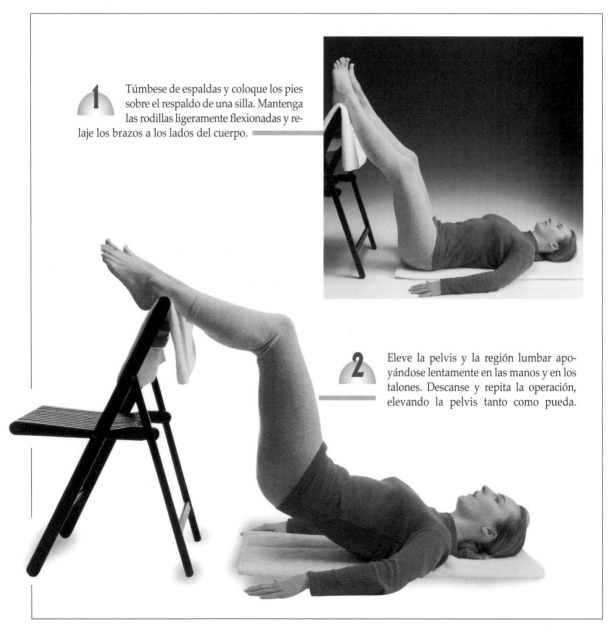

1 Túmbese de espaldas y coloque los pies sobre el respaldo de una silla. Mantenga las rodillas ligeramente flexionadas y relaje los brazos a los lados del cuerpo.

2 Eleve la pelvis y la región lumbar apoyándose lentamente en las manos y en los talones. Descanse y repita la operación, elevando la pelvis tanto como pueda.

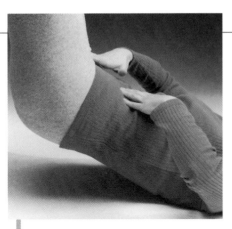

3 Mientras la pelvis está elevada, tense las piernas para mantener la posición y palpe con cuidado el abdomen desde la pelvis hasta la caja torácica, con manos alternas. Descienda lentamente y aplique un effleurage simple en el abdomen y la parte superior de los muslos.

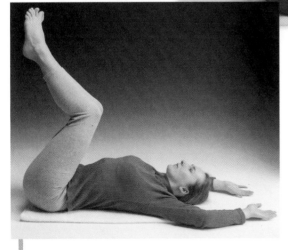

5 Al principio, las piernas tenderán a apuntar hacia la cabeza, pero con la práctica, logrará una posición más erecta. En esta parte del tratamiento, lo principal es mantener una suave lucha para aguantar en el aire, así que no se exceda: permanezca con las piernas en alto mientras se sienta cómodo.

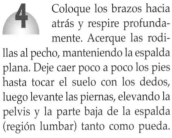

4 Coloque los brazos hacia atrás y respire profundamente. Acerque las rodillas al pecho, manteniendo la espalda plana. Deje caer poco a poco los pies hasta tocar el suelo con los dedos, luego levante las piernas, elevando la pelvis y la parte baja de la espalda (región lumbar) tanto como pueda.

6 Recupérese descendiendo suavemente sobre la columna y la pelvis. Coloque los pies cerca de las caderas y descanse un rato, respirando profundamente.

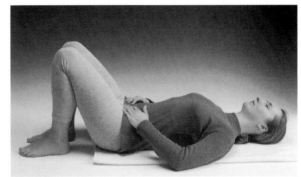

SALUD

AUTOMASAJE: LOS OJOS

Aunque parece imposible que los ojos puedan usarse demasiado, lo cierto es que mirar de forma fija y monótona puede producir tensión ocular y ésta afecta a los músculos externos de los ojos lo que produce picor y dolor. También la vista se ve afectada con sucesos que causan tensión. El masaje que presentamos aquí tiene efectos físicos y mentales. Relaja profundamente los ojos y alivia la tensión de los músculos del cuello, lo cual es importante para la circulación de los ojos. Si usted está empezando a preocuparse por sus ojos, efectúe estos movimientos dos veces al día y haga que le den un masaje en el cuello.

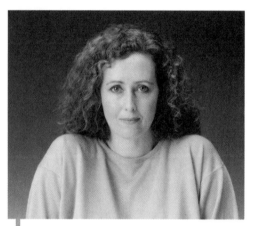

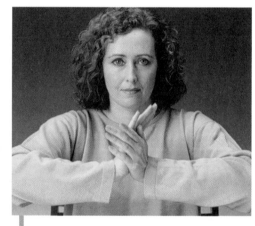

1 Póngase ropa que no le apriete el cuello y siéntese cerca de una mesa. Encoja los hombros, moviéndolos hacia adelante y hacia atrás seis veces.

2 Frótese las manos una contra la otra fuertemente durante unos segundos para calentarlas.

3 Coloque las palmas de las manos (no los dedos) sobre los ojos cerrados de modo que no entre nada de luz.

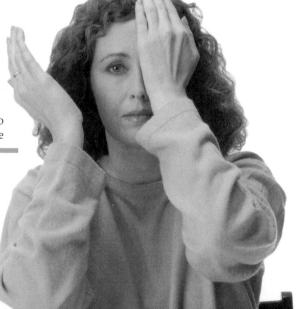

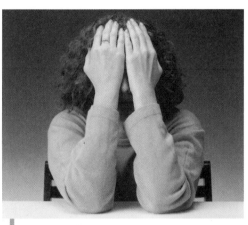

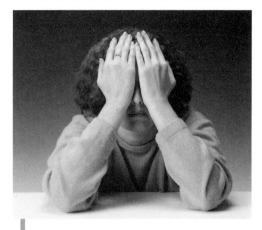

4 Apoye los codos sobre la mesa y respire profundamente unas cuantas veces. Comenzará a notar que se relajan los músculos del cuello.

5 Separe un poco los brazos y, lentamente, apoye la cabeza en las manos, descargando más peso sobre los codos. Permanezca unos momentos visualizando un paisaje alegre y lleno de color, con imágenes distintas.

6 Después de aproximadamente un minuto, deje que la imagen se difumine y respire hondo seis veces. Toque suavemente los globos oculares estirando los dedos y aplastando la palmas sobre las cuencas de los ojos.

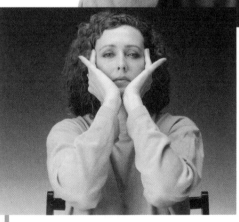

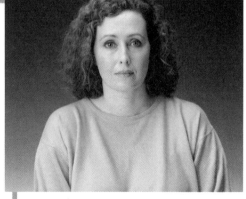

7 Baje las manos por sus mejillas y efectúe un effleurage suave entre las cejas y las sienes, seis veces.

8 Relaje los brazos. Abra mucho los ojos durante un momento y respire profundamente para terminar el automasaje.

SALUD

AUTOMASAJE: LOS PIES

Desde muy pronto, confinamos nuestros pies en los zapatos de un modo que sería inaceptable para cualquier otra parte del cuerpo. Esto puede tener consecuencias irreversibles, como pies planos o desviaciones de los dedos, y se sabe que mover los pies libremente ayuda a prevenir enfermedades del corazón y favorece la circulación postoperatoria. Los masajes de agua son útiles en casos de falta de energía, o simplemente para volverse a levantar después de una enfermedad.

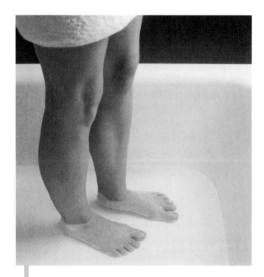

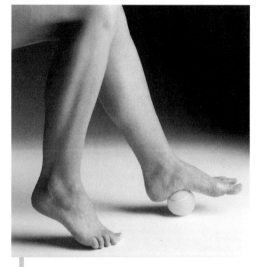

 1 Llene un recipiente con agua fría hasta la altura del tobillo. Quítese los zapatos y calcetines y chapotee durante dos minutos, sacando los pies fuera del agua.

2 Séquese los pies. Coloque una pelota debajo de uno de los empeines y mueva el pie hacia atrás y hacia delante durante un minuto. Repita con el otro pie.

 3 Arrastre los pies lentamente, primero uno y luego otro con un movimiento de los dedos, avanzando cada vez el equivalente a la longitud de un pie. Luego haga lo mismo hacia atrás.

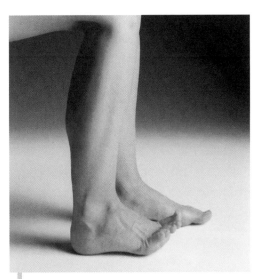

4 Presione los dedos del pie izquierdo contra el suelo mientras levanta los del derecho firmemente, manteniendo el pie plano. Manténgalos así durante tres segundos, luego repita la operación con el otro lado.

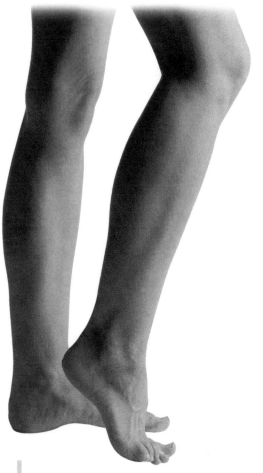

5 Mientras mantiene los dedos sobre el suelo, bote con los talones 20 veces.

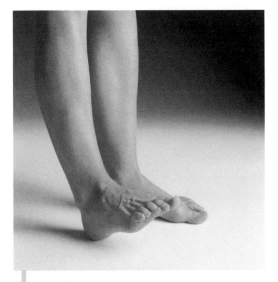

6 Manteniendo los talones sobre el suelo, suba y baje el resto del pie 20 veces. Chapotee otra vez en el agua durante un minuto, envuelva los pies en una toalla sin secarlos y descanse con las piernas elevadas.

SALUD

AUTOMASAJE: EL INSOMNIO

El insomnio parece ser una condición propia de los seres humanos. Dado que una de las mayores diferencias entre los seres humanos y otras criaturas es el tamaño del cerebro, quizá el insomnio esté asociado con una estimulación excesiva de los centros superiores. Dormir, después de todo, no es una actividad, sino algo que nos pide el cuerpo. La hidroterapia que presentamos reduce el flujo sanguíneo hacia la cabeza sin producir daño, y ayuda al cerebro a apagarse de forma natural.

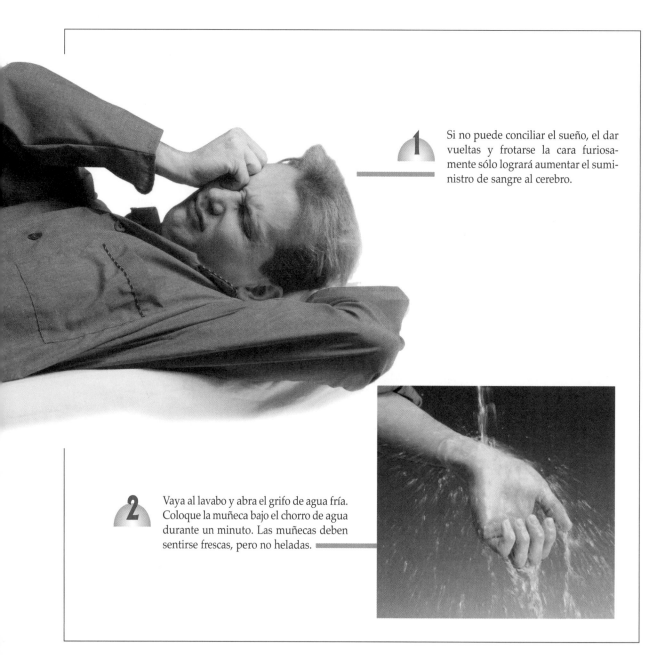

1 Si no puede conciliar el sueño, el dar vueltas y frotarse la cara furiosamente sólo logrará aumentar el suministro de sangre al cerebro.

2 Vaya al lavabo y abra el grifo de agua fría. Coloque la muñeca bajo el chorro de agua durante un minuto. Las muñecas deben sentirse frescas, pero no heladas.

3 Con una toalla, quítese el exceso de agua sin secarlas del todo. Vuelva a la cama.

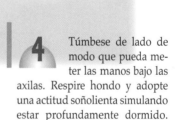

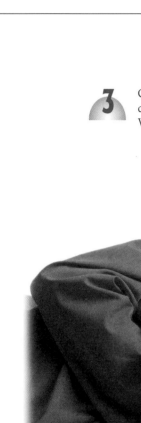

4 Túmbese de lado de modo que pueda meter las manos bajo las axilas. Respire hondo y adopte una actitud soñolienta simulando estar profundamente dormido.

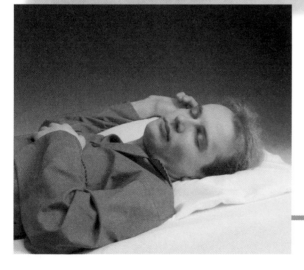

5 Casi de inmediato, notará un aumento de temperatura en las manos. Mientras sucede esto, el suministro de sangre a su cerebro se reduce. La primera vez que utilice esta hidroterapia, se imaginará que está soñando, y entonces...

Guía
PRÁCTICA

OCTAVA PARTE

DIRECCIONES ÚTILES

GENERAL

• ESPAÑA

Academia Jean d'Estress
Tuset, 28
08006 - Barcelona
Tel. 932 375 143

Arkai - Centro de Terapias Alternativas
Monte Esquinza, 14
28010 - Madrid
Tel. 913 191 113

Asociación Española de Masaje Infantil
Murcia, 6-8
08027 - Barcelona
Tel. 934 081 542

Asociación Profesional de Masajistas de Navarra
Avda. Belascoain, s/n
31180 - Cizur Mayor
Tel. 948 162 062

Associació d'escoles de Massatge (atem)
Casanova, 240
08021 - Barcelona
Tel. 934 92 983

Centro de Enseñanzas Alternativas
Maestro Sosa, 18
46007 - Valencia
Tel. 963 808 044

Centro Maya
Doctor Vila Barberá, 6
46007 - Valencia
Tel. 963 803 693

Centro de medicina natural Julio Alonso
Ríos Rosas, 36
28003 - Madrid
Tel. 914 414 022

Centro de salud natural
Carranza, 3 y 4
28004 - Madrid
Tel. 914 472 183

Escuela de Masaje Manual
Còrsega, 282
08008 - Barcelona
Tel. 934 135 910

Escuela de Terapias Naturales
Francisco Silvela, 61
28028 - Madrid
Tel. 914 101 397

Instituto de medicina alternativa
Montserrat, 32
28015 - Madrid
Tel. 915 481 407

• GRAN BRETAÑA

Massage Therapy Institute of Great Britain
PO Box 276
Londres NW2 4NR
Gran Bretaña

Massage Training Institute
22 Highbury Road
Londres
Gran Bretaña
Tel. 44 155 226 5313

• NORTEAMÉRICA

International Association of Infant Massage
PO Box 438
Elma
Nueva York 14059-0438
Estados Unidos
Tel. 1 716 652 9789
Fax 1 716 652 1990

International Massage Association
3000 Connecticut Avenue NW
Apt 86
Washington, DC 20008
Estados Unidos
Tel. 1 178 387 6555
Fax 1 178 332 0531

AROMATERAPIA

• ESPAÑA

Asociación española de médicos naturistas (O.M.C.)
Aptdo. 6161 – 28080 Madrid

Centro de estudios naturistas
Mallorca, 257
Barcelona
Tel. 932 140 039
Fax 932 140 088

Escuela mediterránea de aromaterapia
Alloza, 60
12001 Castellón
Tel. 964 241 825
Fax 964 241 313

• GRAN BRETAÑA

International Federation of Aromatherapists
Stamford House
2–4 Chiswick High Road
Londres W4 1TH
Gran Bretaña
Tel. 44 161 742 2605
Fax 44 161 742 2606

International Society of Professional Aromatherapists
ISPA House
66 Ashby Road
Hinckley
Leics OE10 1SN
Gran Bretaña
Tel. 44 1455 637987
Fax 44 1455 890956

• NORTEAMÉRICA

American Alliance of Aroma Therapy
PO Box 750428
Petaluma
California 94975-0428
Estados Unidos
Tel. 1 707 778 6762
Fax 1 707 769 0868

American Aromatherapy Association
PO Box 3679
South Pasadena
California 91031
Estados Unidos
Tel. 818 457 1742

HIDROTERAPIA

• ESPAÑA

Tifareth. Clínica termal
Espinar, 26
Madrid
Tel. 915 258 85

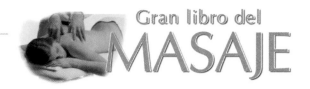
Gran libro del MASAJE

UK College of Hydrotherapy
515 Hagley Road
Birmingham B66 4AX
Gran Bretaña
Tel. 44 105 429 9191
Fax 44 105 478 0871

MASAJE AYURVÉDICO DE PRESIÓN EN LOS PIES

• ESPAÑA

Guru Ram Ashram
Paseo de Santa María de la Cabeza, 37
Madrid
Tel. 915 281 375

OSTEOPATÍA

• ESPAÑA

Agrupación Bios
Pza. Emilio Jiménez Millás, 2
28008 - Madrid
Tel. 915 417 177

Gaia. Escuela de Osteopatía y terapias alternativas
Hernani, 22
28020 - Madrid
Tel. 915 549 276

• GRAN BRETAÑA

General Register and Council of Osteopaths
40 London Street
Reading
Berks RG1 4SQ
Gran Bretaña
Tel. 44 1734 576585
Fax 44 1734 566246

• NORTEAMÉRICA

American Academy of Osteopathy
3500 DePauw Boulevard
Suite 1080
Indianopolis
Indiana 46268-139
Estados Unidos
Tel. 1 317 879 1881
Fax 1 317 879 0563

American Osteopathic Association
126 East Ohio Street
Chicago
Illinois 60611
Estados Unidos
Tel. 1 312 280 5800
Fax 1 312 280 3860

REFLEXOLOGÍA

• ESPAÑA

Avant centre de salut
Montnegre, 8
Barcelona
Tel. 932 007 082

Academia Pentalfa
Apartado 7010
Sevilla
Fax 954 957 268

Gabinete Terapéutico
Terra Blanca, 2 bajos
Sant Cebrià de Vallalta
Barcelona
Tel. 937 630 510

• GRAN BRETAÑA

Association of Reflexologists
27 Old Gloucester Street
Londres WC1N 3XX
Gran Bretaña
Tel. 44 990 673320

Federation of Precision Reflexologists
38 South Street
Exeter EX1 1ED
Gran Bretaña

• NORTEAMÉRICA

Reflexology Association of Canada (RAC)
11 Glen Cameron Road
Unit 4
Thornhill
Ontario L8T 4NB
Canadá
Tel. 1 905 889 5900

Association of Vacuflex Reflexology
1951 Glenarie Avenue
North Vancouver V7P 1XP
Canadá
Tel. 1 604 986 7121

International Institute of Reflexology
PO Box 12642
Saint Petersberg
Florida 33733
Estados Unidos
Tel. 1 813 343 4811

Reflexology Association of America
4012 S. Rainbow Boulevard
Box K585
Las Vegas - Nevada 89103-2509
Estados Unidos

SHIATSU

• ESPAÑA

Asociación de Profesores de Shiatsu de España
Atocha, 105
Madrid
Tel. 917 055 339

Centro de Shiatsu
Juan Hurtado de Mendoza, 9
Apartado 107
28036 - Madrid
Tel. 913 453 699

Instituto Internacional de Shiatsu
Verdi, 92
08012 - Barcelona
Tel. 932 189 391

New Center Logos
Barcelona
Tel. 934 874 411

• GRAN BRETAÑA

The Shiatsu Society
5 Foxcote
Wokingham - Berkshire RG11 3PG
Gran Bretaña

TERAPIA DE INVERSIÓN

• ESPAÑA

Asociación de medicinas complementarias
Prado de Torrejón, 61
Pozuelo de Alarcón (Madrid)
Tel. 913 511 211

• GRAN BRETAÑA

School of Complementary Therapies
38 South Street
Exeter EX1 1ED
Gran Bretaña

BIBLIOGRAFÍA

AROMATERAPIA

Conocer las plantas medicinales.
Barcelona: Oasis, 1997

*El médico en casa: guía práctica de medicina
natural para toda la familia.*
Barcelona: Oasis, 1989

Guía de salud: Medicina alternativa.
Madrid: Susaeta Ediciones, 2003

ARA ROLDÁN, ALFREDO.
*Cien plantas medicinales escogidas:
guía terapéutica.*
Madrid: Edaf, 1997

BERDONCES I SERRA, J. L.
Gran enciclopedia de las plantas medicinales.
Madrid: Tikal Ediciones, 1998

FAWCETT, MARGARET.
*Aromatherapy for Pregnancy and
Childbirth.*
Element Books, 1993

FISCHER-RIZZI, SUSANNE.
Complete Aromatherapy Handbook.
Stirling, 1990

HOFFMAN, D.
Guía de salud: Plantas medicinales.
Madrid: Susaeta Ediciones, 2003

LAVERY, S.
Aromaterapia. Pequeña guía visual.
Madrid: Tikal Ediciones, 1998

LAWLESS, JULIA.
Guía de salud: Aromaterapia.
Madrid: Susaeta Ediciones, 2003

MAXWELL-HUDSON, CLARE.
Aromaterapia y masaje.
Barcelona: Ediciones B, 1994

THEISS, BARBARA.
Plantas medicinales en casa.
Barcelona: Integral, 1991

WILDWOOD, CHRISSIE.
Manual fácil de aromaterapia casera.
Madrid: Tikal Ediciones, 1996

MASAJE

BERESFORD-COOKE,
C. Massage for Healing and Relaxation.
Arlington, 1986

CALLE, RAMIRO A.
*El libro de la relajación, la respiración
y el estiramiento.*
Madrid: Alianza, 1992

DALET, ROGER.
*Suprímase usted mismo sus dolores y
molestias con una simple presión del dedo.*
Barcelona: Daimon, 1984

DOWNING, GEORGE.
El libro del masaje.
Barcelona: Urano, 1985

EDMUND, SUSAN L.
Manipulation and Mobilisation.
Mosby, 1993

FELTMAN, JOHN.
El gran libro de los masajes curativos.
Barcelona: Martínez Roca, 1993

MACCARTHY, MARGOT.
La Biblia de las terapias naturales.
Madrid: Tikal Ediciones, 1996

MAXWELL-HUDSON, CLARE.
The Complete Book of Massage.
Dorling Kindersley, 1988

MITCHELL, EMMA.
*Energía. Un nuevo camino hacia la salud
y la vitalidad.*
Barcelona: Blume, 1999

MUMFORD, SUSAN.
La guía completa del masaje.
Buenos Aires: Javier Vergara Editor, 1997

MURRAY, MICHAEL Y PIZZORNO, JOSEPH.
Enciclopedia de medicina natural.
Tutor, 1998

REQUENA, YVES.
*Diagnóstico morfotipológico de
la mano en medicina china.*
Ediciones Solal, 1983

SCHNEIDER, VIMALA.
*Masaje infantil. Guía práctica para la madre
y el padre.*
Barcelona: Medici, 1997

SPRAGUE, ROBERT.
*Manual práctico para iniciarse en los masajes
terapéuticos.*
Barcelona: CIMS, 1997

VICENTE, PEDRO.
Guía práctica de automasaje.
Barcelona: Manuales Integral, 1987

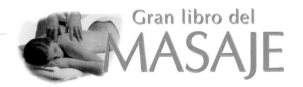
Gran libro del
MASAJE

REFLEXOLOGÍA

DOUGANS, INGE.
*The Complete Illustrated Guide
to Reflexology.*
Element Books, 1996

GILLANDERS, ANN.
Reflejoterapia en casa.
Barcelona: Integral, 1998

GOOSMAN-LEGGER, ASTRID.
Zone Therapy Using Foot Massage.
C.W. Daniel, 1983

KUNZ, KEVIN Y BARBARA.
Reflexología de la mano.
Madrid: Tikal Ediciones, 1995

KUNZ, KEVIN Y BARBARA.
Reflexología del pie.
Madrid: Tikal Ediciones, 1994

MARQUARDT, HANNE.
*Manual práctico de la terapia
de las zonas reflejas.*
Urano

NORMAN, LAURA Y COWAN, THOMAS.
Reflexología del pie. Guía práctica.
Barcelona: Martínez Roca, 1991

OXENFORD, ROSALIND.
Reflexología.
Barcelona: Parramón, 1998

PIAZZA, DALIA.
Curso de reflexología del pie y de la mano.
De Vecchi

STORMER, CHRIS.
Reflexología.
Barcelona: Paidotribo

SHIATSU

DAWES, NIGEL.
Iniciación al shiatsu.
Madrid: Tikal Ediciones, 1995

ENDO, RYOKYU.
Tao Shiatsu.
Madrid: Edaf, 1996

JARMEY, C. Y MOJAY, G.
Shiatsu: The Complete Guide.
Thorsons, 1991

LEIBOLD, GERHARD.
El masaje shiatsu.
Madrid: Tikal Ediciones, 1995

LIECHTI, ELAINE.
*Shiatsu: Japanese Massage for Health
and Fitness.*
Element Books, 1992

LUNDBERG, P.
The Book of Shiatsu.
Gaia Books, 1992

SCHWARTZ, ALJOSCHA A. Y SCHWEPPE,
RONALD P.
Guía fácil de Shiatsu.
Barcelona: Robin Book, 1999

VANINI, MICHELE.
Técnicas de shiatsu.
Madrid: Susaeta Ediciones, 2001

HIDROTERAPIA

BUCHMAN, DIAN DINSIN.
The Complete Book of Water Therapy.
Keats, 1994

ESTIVILL, SARA.
La salud por el agua.
Madrid: Tikal Ediciones, 1996

ODENT, MICHEL.
Water and Sexuality.
Arkana, 1990

VIÑAS, FREDERIC.
Hidroterapia: la curación por el agua.
Barcelona: Integral/Oasis, 1994

GLOSARIO

Abducción: Acto de separar un miembro del eje del cuerpo.

Aducción: Contrario a la abducción: acto de acercar un miembro u otro órgano al plano medio que divide imaginariamente el cuerpo.

Anatomía: Ciencia de la forma y estructura del cuerpo y de sus partes. Aunque a quienes estudian el masaje seriamente la anatomía puede resultarles desalentadora al principio, ellos tienen la ventaja de poder aprender la anatomía viva de sus compañeros cuando aprenden a dar masajes.

Aparato circulatorio: Movimiento de la sangre alrededor del cuerpo pasando por el corazón y sus vasos, arterias y venas, y sistema linfático.

Arteria: Vaso en forma de tubo que lleva la sangre desde el corazón al resto del cuerpo. Las arterias se van haciendo cada vez más pequeñas, hasta convertirse en arteriolas, luego en diminutos capilares, cuyo diámetro mide sólo lo que una célula. Los estudios han demostrado que el estresante estilo de vida occidental puede ser causa de que las arterias se degeneren prematuramente.

Artritis: Inflamación de las estructuras situadas en una articulación esquelética (artritis reumatoidea). Cuando el revestimiento de los huesos que forman una articulación se desgasta y duele, ésta se denomina osteoartritis.

Bíceps: Músculo que posee dos puntos de unión con un hueso (lit. «dos cabezas»), por ejemplo el músculo de la pantorrilla, que se puede sentir detrás de la rodilla. Si los puntos de unión son tres, tenemos el tríceps, en la parte posterior del brazo; sin son cuatro, tenemos el cuádriceps, en la parte frontal del muslo.

Bronquios: Cada una de las dos ramas de la tráquea que llegan a los pulmones, y que se subdividen continuamente en forma de árbol. Los bronquios más pequeños se denominan bronquiolos y terminan en los alvéolos, donde se intercambian los gases de la respiración. Mientras que los «árboles» de nuestros pulmones expulsan anhídrido carbónico, los árboles de la tierra lo inspiran; el oxígeno que expulsan ellos lo inspiran nuestros pulmones.

Bursa: Bolsa de líquido que protege las articulaciones de las extremidades. Cuando una articulación está sometida a excesivas presiones, la bursa puede inflamarse: bursitis.

Camilla: Mesa para el tratamiento del masaje. Puede ser fija o portátil y debe estar especialmente diseñada para la altura del masajista. (Para hacer la prueba, sitúese a un lado de la camilla, con los brazos a los lados del cuerpo; flexione la cintura de forma que las palmas de las manos estén ahora en posición horizontal: ésta es la altura recomendada de la camilla.)

Caudal: Relativo a la cola (de la columna vertebral).

Cefálico: Relativo a la cabeza.

Ciática: Inflamación del nervio ciático, que baja desde la región lumbar, hacia la parte trasera de la pierna para llegar al pie. La ciática muchas veces acompaña a trastornos de las vértebras cuando éstas se encuentran mal alineadas o comprimidas.

Cifosis: Desviación de la columna vertebral que tiene como resultado una curvatura exagerada hacia fuera en la columna dorsal.

Cuádriceps: *véase* Bíceps.

Dermis: La verdadera piel, situada debajo de la capa protectora externa. La piel tiene una delicada sensibilidad mientras forma una eficaz barrera térmica e impermeable para el cuerpo.

Diafragma: Músculo en forma de cúpula que separa el tórax del abdomen. La función activa del diafragma consiste en ayudar al pleno funcionamiento de los pulmones mientras masajea rítmicamente los órganos digestivos.

Diagnóstico: Reconocimiento de la enfermedad que padece una persona. Puede conducir a una categorización y despersonalización del paciente. Algunos médicos prefieren preguntarse: «¿Qué tipo de persona tiene esta enfermedad?».

Dorsal: Relativo a la espalda.

Escoliosis: Desviación lateral de la columna vertebral, la cual, vista desde atrás, crea curvas en forma de «S». Las tres desviaciones descritas en este glosario pueden ser congénitas (desde el nacimiento), o producirse como resultado de una lesión o adaptación al entorno.

Especialista: Profesional centrado en un tema específico.

Estrés: Ciclo de tensión excesiva y sin posibilidad de alivio. Se diferencia de tensión, la cual es autorreguladora (algo nos duele y nos paramos), pudiendo ser el estrés más difícil de reconocer subjetivamente.

Fibrositis: Inflamación del exterior de los músculos, producida por un exceso de tensión o por una lesión.

G5: Dispositivo mecánico para masaje. Se sostiene con la mano y no sustituye al masaje manual, pero puede complementarlo. También es útil para el tratamiento de lesiones, y tiene la forma de una cabeza circular de goma que vibra horizontalmente.

Hernia discal: Dislocación de un disco intervertebral, con mayor frecuencia en la región lumbar. El disco, formado por un material acolchado, a veces sobresale e interfiere con los nervios que salen de la columna. Los discos no vuelven a «meterse hacia atrás», ni siquiera con ayuda de las técnicas más avanzadas, sino que son liberados mediante apoyo y tracción suave.

Hipertensión: Tensión arterial anormalmente elevada. Puede evaluarse de manera subjetiva o mediante el esfigmomanómetro, una almohadilla inflable que se coloca alrededor del brazo. Aunque la palabra «esfigmomanómetro» significa 'medir la tensión', su aspecto y el mero hecho de colocarlo en el brazo a veces eleva significativamente la tensión arterial.

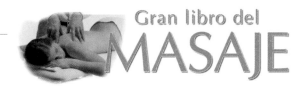

Hipotensión: Tensión arterial baja.

Inmovilización: Colocar el cuerpo en una posición en que la tensión sea mínima, especialmente si hay lesión. Por ejemplo: apoyar una rodilla flexionada sobre una almohada; colocar el brazo en cabestrillo.

Inserción: Adherencia íntima de un músculo en un hueso que intenta mover. Ejemplo: el principal músculo de la pantorrilla, el gemelo, se inserta en el hueso del talón y, tirando de éste, apunta al pie.

Inversión: Terapia de masaje en la que el masajista utiliza sus piernas para sujetar al paciente boca abajo, lo que le deja las manos libres para masajear la parte superior del cuerpo..

Lordosis: Curvatura de la columna vertebral hacia dentro en las vértebras lumbares.

Masaje: Manipulación de los tejidos blandos del cuerpo con una finalidad terapéutica. Existe constancia de distintas formas de masaje en todas las culturas desde los primeros tiempos.

Masajista: Persona que aplica masaje de forma profesional.

Postura: Colocación del esqueleto en cualquier posición, pero generalmente asociada con la posición erecta. La postura puede significar también una actitud, lo que indica su componente psíquico además de físico.

Prono: Boca abajo.

Psicología: Estudio del pensamiento, los sentimientos y el comportamiento; difiere de la psiquiatría, que es una especialidad médica que trata las enfermedades de la mente.

Reflejo: Contracción involuntaria de un músculo como resultado de un estímulo inesperado. Se produce, por ejemplo, cuando por error se hacen cosquillas en una maniobra demasiado repentina o profunda.

Reumatismo: Nombre utilizado antiguamente para las formas generales de la artritis.

Sistema endocrino: Se ocupa de la influencia de las hormonas en el cuerpo. Las hormonas son mensajeros químicos, concentrados en glándulas situadas estratégicamente por todo el cuerpo. En momentos críticos de nuestro desarrollo, se liberan hormonas directamente en la sangre para producir cambios sutiles en el funcionamiento del cuerpo.

Sistema linfático: Circulación complementaria que corre pareja al retorno venoso. La linfa, que es el agua drenada de los tejidos, junto con los glóbulos blancos desinfectantes, se va lavando desde el cuerpo periférico, purificándose mientras vuelve a la parte superior del tórax donde se reincorpora a la sangre antes de entrar en el corazón. La linfa es drenada periódicamente mientras pasa por los ganglios, convenientemente situados en grietas del cuerpo: detrás de la rodilla, en la ingle, debajo de los brazos, etc. Los ganglios contienen además células purificadoras muy potentes, los linfocitos, que pueden ser transferidos a la linfa en casos de emergencia por accidente o enfermedad.

Sistema nervioso autónomo: Es el responsable del control de funciones involuntarias o inconscientes, como la respiración y la digestión. Tiene dos aspectos complementarios: los nervios simpáticos, encargados de la acción estimulante y energética (coger velocidad); y los nervios parasimpáticos, encargados de la inhibición (disminuir la velocidad). Gracias a estos mecanismos el interior del cuerpo se mantiene en armonía.

Sistema nervioso central: Acciones de los nervios del cuerpo que comprenden el cerebro, médula espinal y periferia. Este sistema se caracteriza por controlar los movimientos conscientes y deliberados de los músculos y la mente. Los nervios motores transmiten instrucciones a los músculos para que se contraigan; los nervios sensores registran el dolor, el calor, el frío, etc. para que el cerebro los interprete. Los nervios salen de espacios situados entre las articulaciones de la columna vertebral y pueden verse afectados negativamente por alteraciones de las articulaciones.

Supino: En posición boca arriba.

Tendón: Fibras del extremo de un músculo que lo unen a un hueso. Un uso excesivo de un músculo puede inflamar el tendón, produciendo tendinitis.

Terapia: Tratamiento empleado en una enfermedad que tiene como finalidad readaptar al paciente a la vida normal.

Tono: Continua y ligera contracción de los músculos, que mantiene la postura y ayuda al flujo sanguíneo. Si pegamos la oreja contra la piel, debemos oír pequeños crujidos de tensión, similares a los que se producen cuando realizamos ejercicios giratorios con la cabeza.

Tracción: Alargamiento de la columna, generalmente por un estiramiento externo. Cuando espiramos, se produce una tracción espontánea en la columna.

Tratamiento: Lo que ofrece un terapeuta; un sistema de curación.

Trauma: Literalmente, «herida»; tiene consecuencias físicas y psicológicas.

Tríceps: *véase* Bíceps.

Vasoconstricción: Disminución de las arterias más pequeñas; palidez, el efecto del agua fría en los vasos sanguíneos de la piel.

Vasodilatación: Expansión de las arterias más pequeñas: sonrojo; el efecto del alcohol en los vasos sanguíneos de la piel (nos sentimos «calientes»). La rápida alternancia de vasoconstricción y vasodilatación en los diminutos vasos sanguíneos del abdomen cuando estamos nerviosos produce un característico cosquilleo en el estómago.

Vena: Vaso en forma de tubo que conduce la sangre de vuelta al corazón. Las venas, al ser relativamente superficiales, pueden verse y sentirse, especialmente cuando son varicosas, llenas de presión y luchando por vencer los efectos de la gravedad.

ÍNDICE

A

abanicos 53, 61
abdomen
    automasaje 168, 174-175
    hernia 49
    masaje durante el embarazo 146
    músculos 47, 161, 162
    técnicas de masaje 61, 63, 106-107
    terapia de inversión 140
aceites 77, 125
aceites esenciales 77, 78, 79, 125
acrosage 140
agua *véase* hidroterapia
almohadas 56, 77, 79, 90, 102
amasamiento 15, 53, 56-57
anatomía 36-39
    esqueleto 40-43
    músculos 44-49
ansiedad 17, 22, 109
aporreamiento 53, 66
aromaterapia 15, 60, 79, 124, 125-131
articulaciones 37, 40-42, 43
    dañadas 158-159
    flexibilidad 114
    movimientos de movilización 114-121
    Shiatsu 132
artritis 43, 158
    articulación del cuello 109
    masaje de manos 159
autoayuda 168
    abdomen 146, 174
    circulación 176-177
    columna vertebral 169
    espalda 169-171
    estreñimiento 175
    hombros 81
    insomnio 184-185
    masajistas 79, 83, 86, 170
    menstruación 178-179
    ojos 180-181
    piernas 27
    pies 182-183
    venas 137
Ayurveda 15

B

bebés
    beneficios del masaje 18
    huesos 40, 158
    técnicas de masaje 148-149
beneficios
    del masaje 16-17, 22-23
bienestar 22
Bowen, técnica de 15
brazos
    amasamiento 57
    articulaciones 42
    huesos 41
    lesiones 48

movimientos de movilización 115
músculos 44, 47
postura 29
técnicas de masaje 104-105
buena forma
    evitar las lesiones 153
    masajistas 82, 83
    personas mayores 19
    postura 28-29, 161

C

cabeza 39
cadera
    articulaciones 42
    movimientos de movilización 119
calambres 49, 100, 136, 165
calentamiento, ejercicios
    ejercicio físico 153
    masaje 52, 86
camillas 76-78
caminar 14
cansancio 153
    autoayuda 168
    Shiatsu 132, 134
cara
    aromaterapia, masaje con 126-128
    effleurage 55
    golpecitos con las yemas 73
    ojos 180-181
    técnicas de masaje 111-112
cardiovascular, sistema 22, 100, 165
cartílago 40, 41, 42, 43
caso práctico 26-27
China 15, 132, 138, 168
cifosis 37, 161, 162-163
cintura
    amasamiento 57
    masaje abdominal 106-107
    masaje de espalda 93
    músculos 162
circulación
    autoayuda 176-177
    beneficios del masaje 16, 21, 22
    flujo sanguíneo 20, 24, 44
    técnicas de masaje 150
cirugía
    normas de tratamiento 79
    preparación para 16
    terapia postoperatoria 16
citas 30-31
código de conducta 31, 32
código de vestimenta 30, 78
codo 44, 47, 105, 115
columna vertebral 37, 41, 42, 43, 160-163
    autoayuda 169-171
    petrissage 59
    terapia de inversión 140-141
    tratamiento de masaje 162-163
    vértebras 42-43

comunicación 17, 80, 87
conducta profesional inadecuada 32
confianza 22, 32, 33
confidencialidad 45
consultas 30-32
corazón
    beneficios del masaje 22, 23
    buena forma 28
    músculo involuntario 44, 45
cosquillas 94, 106
costillas 41, 108
    maniobras de fricción 64, 108
    percusión en ventosa 71, 108
cuello 39
    articulaciones 42
    automasaje 168, 172-173
    flexibilidad 37, 39
    masaje en casa 33
    movimientos de movilización 120-121
    músculos 47
    personas mayores 151
    postura 29
    técnicas de masaje 109-112
    tensión 32, 39, 49, 161
    terapia de inversión 141
cuerpo
    véase también anatomía; huesos
    respuesta a las lesiones 155
cuidado posterior 113
curación 23, 152, 157

D

deportes 16, 18, 21, 153, 154
descargos 79
desvestirse 77
direcciones útiles 188-189
distensión 154
    distensión por sobrecarga 48
dolor
    alivio 20, 21, 23, 48
    lesiones 155
    reflejos 26
dolor en la región lumbar (lumbalgia)
    26-27, 37, 49, 103, 170

E

Estados Unidos 16, 138
effleurage 15, 52, 53
    calambres 49
    efectos para el masajista 82
    técnica 54-55
embarazo 33, 41
    automasaje 146, 178-179
    contraindicaciones 79
    técnicas de masaje 144-147
emociones
    amasamiento 56
    beneficios del masaje 23
    enfermedad 20

niños 18
personas mayores 19
energía 22
enfermedad 20
niñez 18
reglas del tratamiento 79
enfriamiento, ejercicios de 79
entorno 78
equipamiento 76-77
Esalen 15
escoliosis 37, 161, 163
espalda
véase también hombro; columna vertebral
automasaje 169-171
curvatura 27, 37, 161
dolor 26-27, 37, 49, 103
espasmos 65, 170-171
levantar pesos 43
masaje con aromaterapia 129-131
masaje en casa 33
masaje en el embarazo 147
personas mayores 151
petrissage 59
rastrillado 65
reflexología 139
relajación 169
técnicas de masaje 90, 92-99
espasmos 65, 170-171
esqueleto 37, 40-43
estiramientos 53, 68, 114
estreñimiento 175
estrés
autoayuda 168
causas 28, 45
terapia 16, 18, 20, 45
Europa 15
Extremo Oriente 132, 138

F
fatiga 132, 134, 168
finalización del masaje 70, 73, 79, 113
fisioterapia 15, 152, 156, 165
Fitzgerald, Dr. William 138
flexibilidad
articulaciones 114
columna vertebral 37
cuello 39
manos 52
fracturas 43, 157
fricción, maniobras de 64

G
girador 15
glosario 192-193
golpecitos 53
golpecitos con las yemas 73
golpeteo 53, 72
graves, lesiones 154-155

H
hachazos 53, 70
Hawai 15
hernia discal 43, 49, 161

hernias 48, 49
hidroterapia 124, 135-137
insomnio 184
lesiones 21, 48, 155, 156, 157, 165
pies 182-183
higiene 78
hinchazón 21, 155
Hipócrates 64
historial médico 79, 132
holístico, masaje 15, 39
hombro
aporreamiento 66
articulaciones 42
maniobras de fricción 64
movimientos de movilización 116
músculos 47
personas mayores 151
petrissage 59
Shiatsu 133
técnicas de masaje 92-99
tensión 81
huesos
esqueleto 40-43
fracturas 43, 157
osteoporosis 19, 43

I
India 15, 16, 20, 148
Ingham, Eunice 138
insomnio, autoayuda 184-185

J
Japón 15, 16, 132

K
Kneipp, Sebastian 135

L
latigazos 39, 42-43, 120
lesiones 152-157
hidroterapia 135
maniobras superficiales 60
masaje en casa 33
músculos 48-49, 164-165
reglas del tratamiento 79
terapia de masaje 21, 23, 64
tratamiento 156-157
lesiones triviales 154
levantar pesos 78
Ling, prof. Pier Heidrich 52
lomi-lomi 15
lordosis 27, 37, 161, 162

M
maniobras superficiales 60-69, 125
manos 84
articulaciones 42
artritis 159
ejercicios de calentamiento 52, 78
huesos 40, 41
músculos 25, 47
preparación para el masaje 52, 78
reflexología 138

técnicas de masaje 88-89, 144-145
Marantz, Benjamin J. 140
masaje
beneficios 16-17, 22-23
contraindicaciones 79
cuidados posteriores 113
equipamiento 76-77
occidental 15
preparación para el 52, 78, 80
técnicas 52-73
terapéutico a todo el cuerpo 90-113
tipos 15, 124
masaje en casa 16, 33, 132
masaje en el suelo 76, 132
masaje innovador 15
masaje occidental 15, 20, 132
masaje sueco 15
masajistas
aficionados 33, 76-85, 157
código de vestimenta 30, 78
conducta 31, 32
postura 82-83
profesionales 30-32
Shiatsu 16, 132
medicación, normas de tratamiento 79
menstruación 79, 160, 178-179
mesas 76-77
miedo 19, 20
movimiento
anatomía 36-39
coordinado 28-25
involuntario 24, 36, 44, 164
restringido 28
voluntario 36, 44
movimientos en círculo 53, 60
movimientos de movilización 52, 53, 114-121, 160, 163
muñeca 41, 47, 49, 115
músculo suave 164
músculos 44-49
antagonismo 44, 46
beneficio del masaje 22, 23
calambres 49, 100, 136, 165
espasmos 65, 136, 170-171
esqueléticos 44, 45, 46-47, 164
fibrositis 49
hernia 48-49
lesiones 48-49, 164-165
movimientos involuntarios 24, 44
movimientos voluntarios 36, 44
tensión 28, 81
tono 45, 80, 165
torcedura 48, 49, 157
músculos estriados 44
músculos involuntarios 24-25, 36, 44, 164
música 78

N
nalgas
amasamiento 57, 101
dolor en la región lumbar (lumbalgia) 103
effleurage 100, 101
percusión en ventosa 71

nervio atrapado 160, 161
nervio vago 39, 73
niños
    desarrollo 14
    hidroterapia 135
    beneficios del masaje 17, 18, 33

O

ojos
    automasaje 180-181
    músculos involuntarios 44-45
órganos digestivos
    automasaje 174-175
    beneficios del masaje 22, 23
    movimientos musculares 24, 44
orígenes del masaje 14, 52
osteopatía 39, 79
osteoporosis 19, 43

P

padres, beneficios del masaje 16, 145
pantallas 77
parto, masaje 147
pasivo, ejercicio 114, 160
pelo 78
pelvis 29, 38, 41
percusión 15, 52, 53, 79
    golpecitos con las yemas 73
    golpeteo 53, 72
    hachazos 53, 70
    percusión en ventosa 53, 71
personas mayores
    autoayuda 176-177
    beneficios del masaje 16, 19, 33
    hidroterapia 135
    técnicas de masaje 150-151
petrissage 15, 52, 53, 58-59
piel
    beneficios del masaje 19, 22
    juego de sensibilización 85
    maniobras superficiales 60, 62-69
    movimientos musculares 24
    Shiatsu 132
piernas 38
    amasamiento 56
    aporreamiento 66
    calambres 136
    cruzar 38
    golpeteo 72
    hidroterapia 136-137
    huesos 41
    maniobras de fricción 64
    masaje para la circulación 150
    masaje en el embarazo 145
    músculos 47
    petrissage 58
    postura 29

rodillas 26-27, 42, 47, 114, 117-119
    tobillos 49, 117
    varices 100, 103, 137
pies
    automasaje 182-183
    huesos 41
    masaje en casa 33
    músculos 47
    reflexología 138-139
    Shiatsu 134
pinza rodante 53, 62
pinzamiento con los pulgares 53, 67
placer 17, 23
polaridad 15
polvos 77
postnatal, cuidado 144-145, 178-179
postoperatoria, terapia 16
postura 28-29
    cabeza/cuello 29
    cuando se masajea 82-83
    espalda 26-27, 49, 162
    pelvis 38
    Shiatsu 132
preparación, ejercicios 52, 78
presión 53, 69, 79
pulmones 22, 23
puntos de presión, masaje 132, 138, 140

Q

quiropráctica 16, 39

R

rastrillado 53, 65
recogida 53, 63
refleja, acción 104, 129, 135, 138
reflexología 15, 124, 138-139
resistencia 83
respiración
    autoayuda 168
    músculos involuntarios 44
    profunda 113
rigidez 37
Riley, Dr. Joseph 138
rodilla
    articulaciones 42
    caso práctico 26-27
    flexibilidad 114
    movimientos de movilización 118
    músculos 47, 114
Rolf, Ida 15
rolfing 15

S

sexualidad 80
Shiatsu 15, 16, 124, 132-134, 140
sistema linfático 21, 22, 103, 125, 150, 155, 159

sistema nervioso
    beneficios del masaje 22, 23
    cara 55, 126
    cuello 39
    enfermedad 20
    manos 84
    músculos 44, 45
Stone, Randolph 15
succión con vacío parcial 15

T

tacto
    beneficios 17, 19
    contacto corporal 22, 33
    sensibilización 14, 85
talco, polvos de 77
técnicas 52-73, 124
técnicas especiales 124
tendones 49, 164-165
tensión
    cuello 109
    lesiones 153
    postura 28
    remedio 81
tensión arterial 28, 135
tensiones 48
terapia de inversión 124, 140-141, 163
tipos de masajes 15
toallas 76, 77
tobillos
    movimientos de movilización 117
    torceduras 49
tórax
    congestión 108
    maniobras de fricción 64, 108
    técnicas de masaje 108
torceduras 48, 49, 157
trabajo
    autoayuda 168
    beneficios del masaje 17
    lesiones 48, 154
    postura en el 82-83
    Shiatsu 132
tracción 83, 161, 163, 169
tratamiento
    actitud 80
    aficionado 33, 76-85, 157
    entorno 30-31, 78
    normas generales 31, 32, 79
    profesional 30-45

V

venas varicosas 100, 103, 137
vestimenta 30, 77, 78, 132
viajes en avión 16-17
vibrador 15
voluntarios, músculos 44, 45, 46-47, 164